歯医者さんが書いた

「歯は治療するな」

武田貢

健康人新書
廣済堂出版

はじめに　歯は治療しないでください

「歯が痛くなったら、歯医者さんに行って歯を治してもらえば大丈夫！」

あなたも、こんなふうに思っていませんか？

おそらくほとんどの人たちが、こう思っていることでしょう。

でも、私（歯医者）は、「いえいえ、大丈夫ではありません」と言いたいです。

なぜなら、「歯は治らない」からです。


骨や皮膚は、折れたり切れたりしても再生しますが、歯は再生しません。一度、虫歯で穴があいた歯は、そのものが治癒することはないのです。

ですので、**私たち歯医者が行っている治療とは、「歯を治している」というよりは、虫歯の進行を抑える対症療法でしかありません。**

残念ながら、どんなに優秀な歯医者でも、現在の医学では歯を治す（元通りに再生させる）ことはできないのです。

●なぜ歯を治療してはいけないのか？

申し遅れました。私は千葉県流山市で歯科医院を開院しています武田貢《たけだみつぎ》と申します。流山市歯科医師会会長と、流山市ゆうゆう大学の講師も務めております。

この本のタイトルは『歯は治療するな』ですが、なぜ歯医者が「歯は治療しないでください」と言うのか、疑問に思った方も多いでしょう。

その理由は主に次の3つです。

①一度、歯を削ってしまうと、最終的には歯を失う方向に向かうから
②虫歯を治療するより、原因を除去するほうが大事だから
③虫歯や歯周病にならないように、予防することが大切だから

詳しくは1章で説明しますが、歯医者である私が「歯を治療しないでください」とは、一見、矛盾しているように感じられるかもしれません。

しかし、私が本当に言いたいのは、歯に悪い生活習慣を改め、虫歯や歯周病の原因を除去することが、治療よりも何百倍も大事だということなのです。

原因を除去しないで歯を治療してもまた再発し、虫歯の穴はそのたびに大きくなっていきます。そして、結局歯を失うことになるからです。

人の寿命は100歳になろうとしている時代ですが、残念ながら、歯の詰め物やかぶせ物は、10年ももちません。


最初の一削り（治療）が遅ければ遅いほど、歯は長持ちします。

●人生の「後悔」の第1位は「歯」

歯がないとか、歯が悪くて噛みにくいという生活は、本当に不便なものです。とにかく食べづらいですし、話すことにも支障をきたします。

実際、世の中には「もっと歯を大事にしておけばよかった」と後悔している人たちがたくさんいます。

たとえば、2012年11月12日号の雑誌『プレジデント』の記事によると、シニア1000人に「定年後、健康について最も後悔したこと」を聞いたアンケートでは、「歯の定期検診を受ければよかった」が1位となっています。

2位は「スポーツなどで体を鍛えればよかった」、3位は「日頃からよく歩けばよかった」で、足の健康や身体の健康よりも、歯の健康に対する後悔が堂々の第1位でした。

さらに、2018年1月1日号の同誌による、著名シニア100人への「40代のうちからメンテナンスしておくべきだった体の部位は?」というアンケートでも、「歯」が1位となっています。

ちなみに、こちらのアンケートでの2位は「目」、3位は「腰」で、目や腰を抑えて、歯の健康に対する後悔が、やはり1位になったのです。

これらのデータが示しているのは、**歯がないことで日常生活に不自由を感じている人がとても多い**ということ。そして、**日頃の歯のケアが将来の幸せに大きく関わってくる**ということです。

●歯の病気は万病のもと

じつは、歯がないことが引き起こす問題は、それだけではありません。事態はもっと深刻です。

なぜなら、歯と全身の病気には大きな関係があるので、歯を大事にしないと健康寿命にも大きく影響するからです。

詳しくは後ほど述べますが、**歯の本数が少ない人ほど医科の医療費が多いというデータもありますし、歯周病が全身の病気と関係があるという説もいくつもあります。**

「風邪は万病のもと」という言葉がありますが、私に言わせれば、**「歯の病気こそが万病のもと」**なのです。

そこで、大切な歯を1本でも多く残してもらいたくて、本書を執筆しました。

具体的には、歯がなくなるとどうなるのかの話から、歯を残すメリット、歯を失う原因となる虫歯および歯周病の原因と対策、歯を失わないための生活習慣まで、できるだけわかりやすく書いたつもりです。
今日からすぐに実践できる予防方法もたくさん紹介しました。
さあ、手遅れになる前に、あなたも今すぐ歯に良い生活習慣に変えましょう！
そして、幸せな毎日、幸せな人生を過ごしていただければ私の本望です。

武田　貢

歯医者さんが書いた「歯は治療するな」／目次

2章　歯を削るのは、命を削るのと同じこと

3章　歯を大事にすれば、ボケずに長生きできる！

6章　実践②　歯周病から歯を守るための生活習慣

7章　歯の定期検診のすすめ

8章　良い歯は、幸せな人生を引き寄せる

制作スタッフ
出版プロデュース／株式会社天才工場　吉田浩
編集協力／堀内伸浩　大西華子
イラスト／みわまさよ
校正／長田あき子
ＤＴＰ／三協美術
編集／江波戸裕子（廣済堂出版）

1章

なぜ歯を治療してはいけないのか？

歯医者である私が「歯は治療しないで!」と言う本当の理由

歯医者さんは歯を治療することが仕事です。

これは確かにその通りで、世の中の歯医者さんは患者さんの歯を治療するために、毎日一生懸命がんばっています。

ですから、そのような歯医者さんを否定するつもりは毛頭ありません。

しかし今回、あえて刺激的なタイトルをつけてまで、私はあなたに「歯を治療しないでください!」と伝えたかったのです。

では、なぜ歯を治療してはいけないのでしょうか?

その理由については「はじめに」でも少し触れましたが、本章ではもう少し詳しく説明したいと思います。

私が歯を治療しないでという理由は、大きく分けると次の3つです。

①一度、歯を削ってしまうと、最終的には歯を失う方向に向かうから
②虫歯を治療するより、原因を除去するほうが大事だから
③虫歯や歯周病にならないように、予防することが大切だから

それぞれの理由を説明していきます。

一度、歯を削ってしまうと、最終的には必ず歯を失う方向へ

最初に歯を削ってから、その歯を失うまでの期間は人によって違いますが、失う方向に進んでいきます。

なぜなら、たとえ削ったところを詰めたりかぶせたりといった治療をしても、**一度削った歯は天然の歯よりも弱く、虫歯になりやすいから**です。

実際、詰め物をした場合は、詰めた部分の周りから虫歯ができるケースがかなり多いですし、かぶせ物（クラウン）をした場合は、クラウンの根元（クラウンと歯肉の

間）から虫歯になるケースがたくさんあります。

一度、虫歯の治療をした歯がまた虫歯になることを「二次う蝕《にじしょく》（二次虫歯）」と言いますが、この「二次虫歯」の治療が非常に多いのが実情なのです。

あなたも歯医者さんで、「前に虫歯を治療したところが、また虫歯になっていますね」と言われたことがありませんか？


では、なぜ「二次虫歯」が起こるのでしょう？ そのメカニズムは次の通りです。

たとえば、虫歯の部分を削って詰め物をする場合、詰め物と歯をセメントで接着するのですが、このセメントは食べ物を噛んだときの衝撃で少しずつ破壊されていきます。すると、そこに小さな隙間ができるので、そこから虫歯菌が入り込み、また虫歯になるというわけです。


かぶせ物（クラウン）の場合は、クラウンの根元と歯肉の間に汚れがたまりやすくなりますので、そこに虫歯菌が集まり、虫歯になりやすいのです。

また、クラウンをかぶせる治療をした場合、神経を取ることも多いです。

神経を取った歯は死んだ歯で、木で言えば枯れ木と同じです。枯れ木は水分がなくなり、乾燥しているので折れやすくなるように、神経を取った歯も歯ぎしりや食いしばりなどで大きな力がかかると割れやすくなるのです。

歯が割れると抜くしかなくなるケースがほとんどなので、こうして歯を失うことになるのです。

さらに、人工の詰め物やかぶせ物は、いつかは壊れます。壊れたら、また作り直さなければいけませんが、そのときにまた歯を削ることになりますので、歯がどんどん小さくなっていくというわけです。

ちなみに、詰め物の耐用年数は平均5年、クラウンは平均8年と言われています（岡山大学の森田学教授らの調査／1995）。

このように、**虫歯を削って治療するたびに、歯にあいた穴はどんどん大きくなっていきます。そして、最終的には自分の歯を失ってしまうことになり、そうなると、ブリッジか入れ歯かインプラントか歯牙《しが》移植《いしょく》（詳細は後述）しか打つ手がなくなってし**

まうのです。

歯がなくなるということは、アゴの骨の喪失である

多くの人は、歯が抜けると単に歯がなくなるだけだと思っているのではないでしょうか？

でも次ページの写真のように、歯がなくなると、歯と同時に歯が植わっていたアゴの骨もなくなります。

つまり、**歯の喪失＝アゴの骨の喪失**なのです。

歯がなくなっても、「入れ歯にすればいいや」、あるいは「インプラントにすればいいや」と思っている人も多いと思います。

しかし、アゴの骨がなくなれば、入れ歯もインプラントも難しくなりますし、噛んでも力が入らない、そしてアゴの骨折の心配も出てきます。

歯がなくなると、アゴの骨もなくなると覚悟してください。

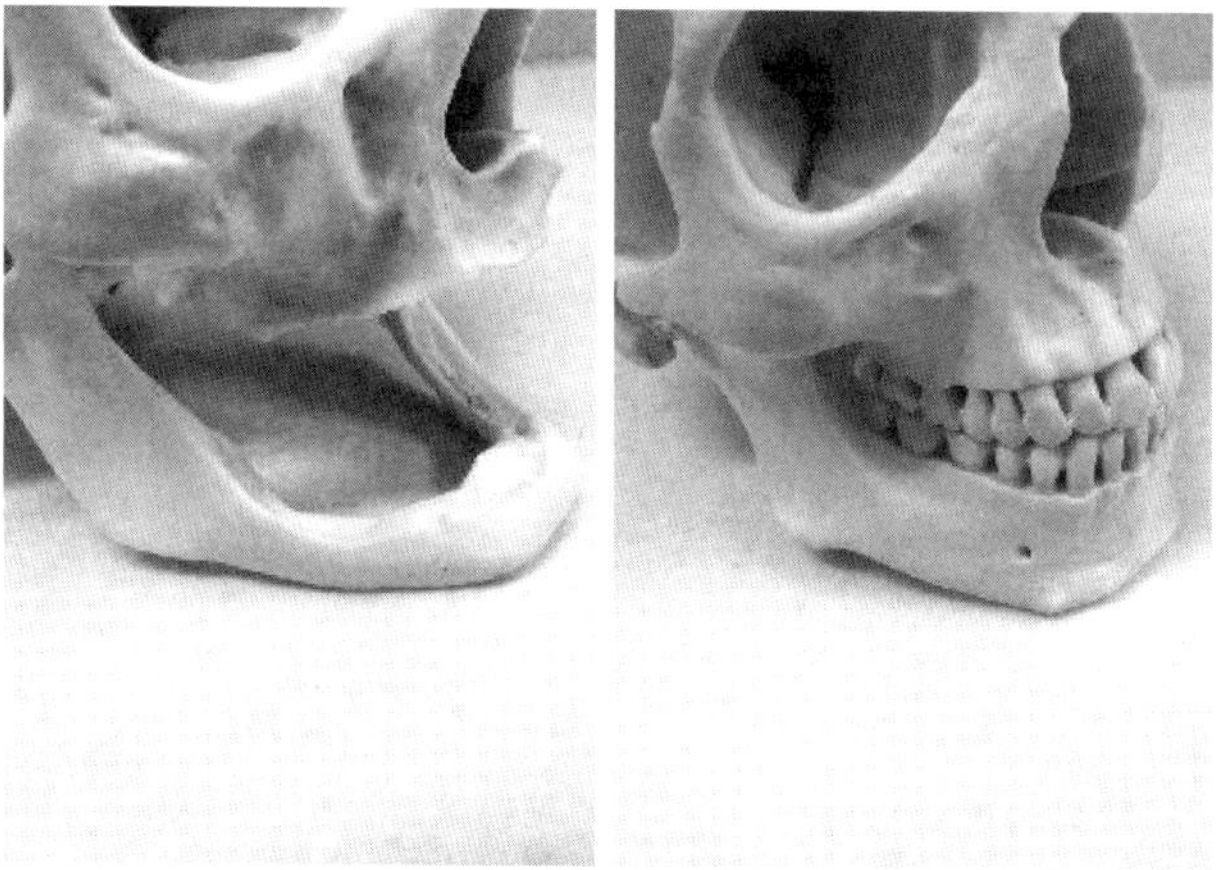

左：歯を失ったアゴ。アゴの骨までないことがわかる。
右：正常なアゴ。

ですから、歯を抜かないようにしたいものです。

進行していない虫歯を治療する必要はない

歯を治療してはいけないと言いたい2つ目の理由は、**虫歯を治療するより、原因を除去するほうが大事**だからです。

昔の虫歯治療は、「早期発見・早期治療」でした。早く発見して、早く治療するという考え方だったのです。

しかし、今は**「早期発見・定期観察」**の時代です。

虫歯を発見してもすぐに削るのではなく、虫歯になった原因を取り除くことによって、進行を止めるという考え方です。

一度虫歯になったら、どんどん悪化するとは限らないのです。

実際、当院には、虫歯の原因を取り除いたことで虫歯の進行が止まり、虫歯の治療をせずに定期観察を続けている患者さんがたくさんいます。

進行していない虫歯は治療する必要はないと私は思っていますし、私以外でも同じ考えの専門家はたくさんいます。

むしろ、前述したように治療によって歯を削ってしまうと、治療したところがまた虫歯になりやすくなるので、そのほうがリスクが大きいからです。

だから、歯は治療するよりも、原因を除去してそれ以上虫歯が進行しないようにすることが大事なのです。

原因を除去しない限り、また同じことを繰り返すだけです。

ちなみに、虫歯の原因については後ほど詳しく述べますが、私は多くの場合、白砂糖が原因だと考えています。

特に、大量に砂糖が入ったお菓子や飲み物が原因です。

「歯磨きをしなかったから虫歯になった」と思っている人も多いようですが、歯磨きをしなかったからではありません。砂糖が入った食べ物を食べたから虫歯になったのです。

極論ですが、**砂糖を食べなければ、歯磨きをしなくても、虫歯になることはないと**私は思っています（砂糖を多く含む間食に関しては5章で後述します）。

しかし、歯磨きしないと歯周病にはなります。

また、現代社会で砂糖なしの食生活は難しいですから、やっぱり歯磨きは必要なのです。

Column① 虫歯の進行度と治療

歯は歯冠部の表面がエナメル質に覆われています。エナメル質は人体の中でもっとも硬いものの酸に溶けやすいため、虫歯の原因になります。内側の象牙質はエナメル質よりも柔らかく、こちらも酸に溶けやすい組織です。エナメル質が溶けても痛みは感じませんが、象牙質が溶けると、しみたり痛みを感じたりすることがあります。

虫歯は進行状況によって、CO、C1、C2、C3、C4の5段階に分類されます。

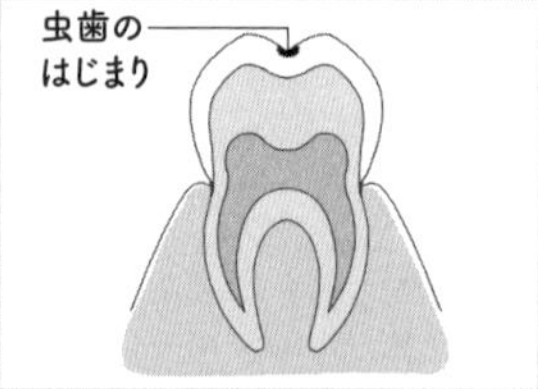

①CO（シーオー／要観察）

エナメル質の表面が白く濁っていたり、ザラザラした感じになるが、適切なブラッシングなどを行えば、再石灰化による自然治癒の可能性もある段階。まだ治療する必要はないが、放置すると進行するので、定期的に経過観察を行う必要がある。

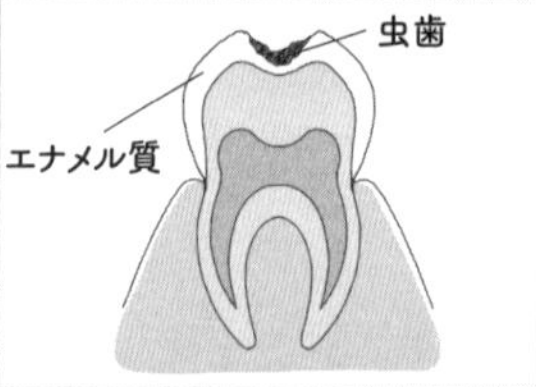

②C1（シーワン／初期）

エナメル質に小さな穴があいた状態。痛みなど自覚症状はない。再石灰化による自然治癒はないが、進行の可能性が低いので、基本は削らずに定期的な経過観察を行う。治療する場合は「コンポジットレジン」という白いプラスチックを詰めるのが一般的。
溝が黒い虫歯は進行が止まっている（慢性化）ので、定期観察でよい。

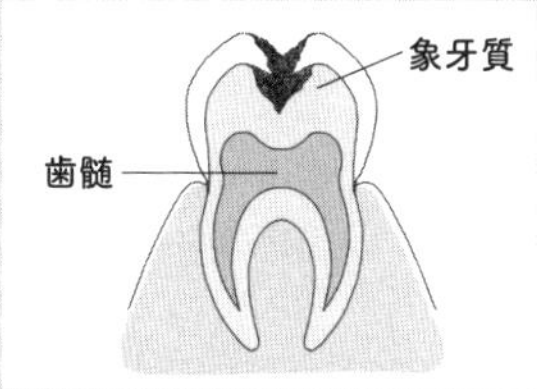

③C2（シーツー／中期）

エナメル質を突き抜けて内部の象牙質まで虫歯が進行している状態で、甘いものや冷たいものがしみる。虫歯の部分を削ってコンポジットレジンを詰めるか、奥歯なら「インレー」という銀色の金属の詰め物をするのが一般的。虫歯が神経に近いところまで進行している場合は、麻酔が必要になることも。

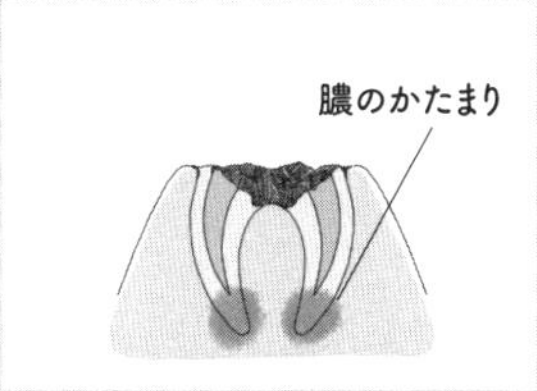

⑤C4（シーフォー／末期）

歯冠部がすべて虫歯によって崩壊し、歯根だけが残った状態。ここまで進行してしまうと、歯を抜くことになるケースがほとんど。歯を抜いた後、ブリッジ、入れ歯、インプラントなどを施す。

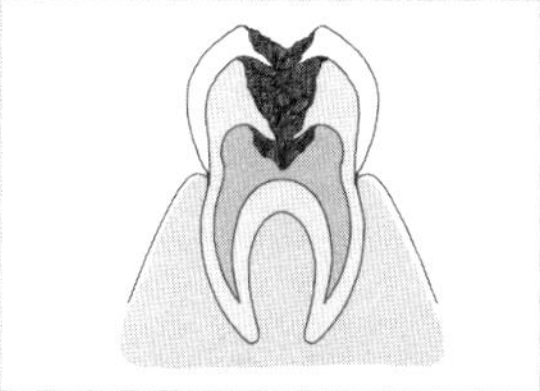

④C3（シースリー／後期）

歯の神経がある歯髄まで虫歯が進行してしまった状態。神経が炎症を起こしている場合は、非常に激しい痛みをともなう。歯の神経を取る「根管治療」を行い、その後土台を立てて、「クラウン」というかぶせ物をするのが一般的。

もっとも時間もお金もかからない、歯を守るための近道とは

歯を治療してはいけない3つ目の理由は、「歯が痛くなったら治療すればいいや」という考え方ではなく、**虫歯や歯周病にならないように予防することが何倍も大切だ**からです。

虫歯や歯周病にならないための予防法は、後ほど詳しく説明します。

ちなみに、教養の高い人ほど、歯を守る生活習慣をよく知っています。これを「デンタルＩＱ」と呼んでいますが、いわゆる教養の高い人はデンタルＩＱも高く、その家庭の子どもたちは虫歯がとても少ないのです。

また、歯の治療をすると、多くのお金と時間がかかります。

日本は外国と比べ、治療費そのものが安いうえに、保険制度が充実していますので、それほど高くは感じないかもしれませんが、**アメリカの歯の治療費は日本の約10倍、ヨーロッパは約5倍**と言われています。

また、治療にかかる時間については虫歯の程度にもよりますが、1回で終わることは稀《まれ》で、何回か歯医者さんに通うのが一般的です。ハッキリ言って、何回も通うのは大変でしょう。

ですから、そうなる前にきちんと予防する。これがもっとも時間もお金もかからない歯を守るための近道なのです。

歯を抜いたままにしておくと、恐ろしいことが起こる

歯を抜いたままで、治療途中で歯医者さんに通わなくなってしまい、放置しているケースが散見されます。しかし、さまざまな問題が起こるので、絶対に放置しないでください。

まず、失った歯の反対側の噛み合っていた歯（下アゴなら上アゴの歯）が徐々に隙間を埋めるように伸びて（浮いて）きたり、失った歯の隣の歯が倒れ込んできたりします。

その結果、次のようなさまざまな問題が起こるのです。

①噛み合わせがズレて顎関節症《がくかんせつしょう》などになる

②歯の間に隙間ができ、物が挟まりやすくなり、虫歯や歯肉の炎症が起こりやすくなる

③歯磨きがしにくくなり、汚れが残るので、虫歯や歯肉の炎症が起こりやすくなる

④伸びてきた歯がゆれやすくなり、歯周炎（歯槽膿漏《しそうのうろう》）にかかりやすくなる

⑤残された歯に負担がかかってくる

⑥伸びたり倒れたりした歯が、歯を入れる治療の際に障害になり、費用・時間がかかる

⑦伸びたり倒れたりした歯を抜いたり神経を取ったりというリスクが増える

したがって、歯を抜いた後は、失った歯を補う治療を受けてください。

Column② 失った歯を補う4つの治療法

歯を抜いた後、なくなった歯を補う治療法には、4つの方法があります。それぞれ詳しく見ていきましょう。

①ブリッジ（保険・保険外）

人工の歯を、両サイドの歯にかぶせる冠と一体で作ったもの。両隣の歯を土台にして橋を架けるような構造になっていることから、ブリッジと呼ばれています。

メリットは、固定式なので、入れ歯のようなわずらわしさがないことです。

デメリットは両隣の歯を削らなければできない方法のため、場合によっては虫歯ではない健康な歯を削ることになる点です。また、清掃に工夫が必要になります。

②入れ歯（保険・保険外）

人工の歯を、両側の歯にバネ（金具）でひっかけるものです。1本から多数の歯の欠損まで幅広く対応できます。

メリットは、残っている歯を大きくは削らなくて済むこと。また、取り外しができるので、汚れを目で確認しながら清掃できるのも良い点です。

デメリットは、歯肉の上に入れ歯が乗るので違和感があること。バネが気になったり取り外しがわずらわしいという人もいます。また、入れ歯は多少動くことも避けられず、噛む力も天然の歯の10分の1に減少し、喋りにくくなることもあります。

③インプラント（保険外）

アゴの骨にチタン製の人工歯根を埋め込み、その上にかぶせ物を装着する方法です。

メリットは、固定式でなおかつ両隣の歯を削らなくてもいいという点です。歯を失ったときの第一選択肢と言ってもいいでしょう。

デメリットは、アゴの骨に穴をあけるという外科処置が必要なので、全身的な病気がある場合はできないことがあります。骨の状態が良好でないと難しい場合もあります（特に前歯や上アゴ奥歯）。さらに、保険適用外なので、かなり高額になります。

④歯牙移植《しがいしょく》（保険・保険外）

歯が抜けたところに、自分の健康な親知らずなど使用しない歯を移植する方法です。

メリットは、自分の歯を使うため、両隣の歯を削る必要もなく、違和感が少なく、自然な歯の機能を生かせることです。条件によっては保険が適用され、1万円以下でできます。

デメリットは、一般的に親知らずを利用するため、状態によっては治療できないこと。数も、最大でも親知らずの本数までしか適応できません。年齢的にできない場合も多いですし、インプラントよりアゴの骨を削る量も多いので、骨の状態によってはできないこともあります。また、耐用年数が5年ぐらいという報告もあり、長期の保証はできません。

2章

歯を削るのは、命を削るのと同じこと

歯がない人は、歯がある人よりも医療費が1・5倍もかかる！

世の中には、歯の重要性をあまり意識していない人がたくさんいます。

あなたはどうですか？　まさか「歯がちょっと痛いけど、怖いから歯医者には行かない」「歯を磨くのをうっかり忘れた」などと、歯のことを軽く考えていませんよね？

じつは、このような考え方の人は、将来「もっと歯を大切にしておくべきだった……」と後悔するでしょう。

その1つが、**歯がない人は、歯のある人に比べて、医科医療費がたくさんかかるよ**うになるということです（医科医療費とは、総医療費から歯科医療費と薬局調剤医療費を引いたもの）。

実際、香川県の「歯の健康と医療費に関する実態調査（平成25年度・40歳以上対象）」（図1）によると、自分の歯の本数が0～4本の人は、歯が20本以上ある人に比べて、年間の医科医療費が19万円も高いというデータがあります。

図1　歯が多いほうが年間医療費が安い

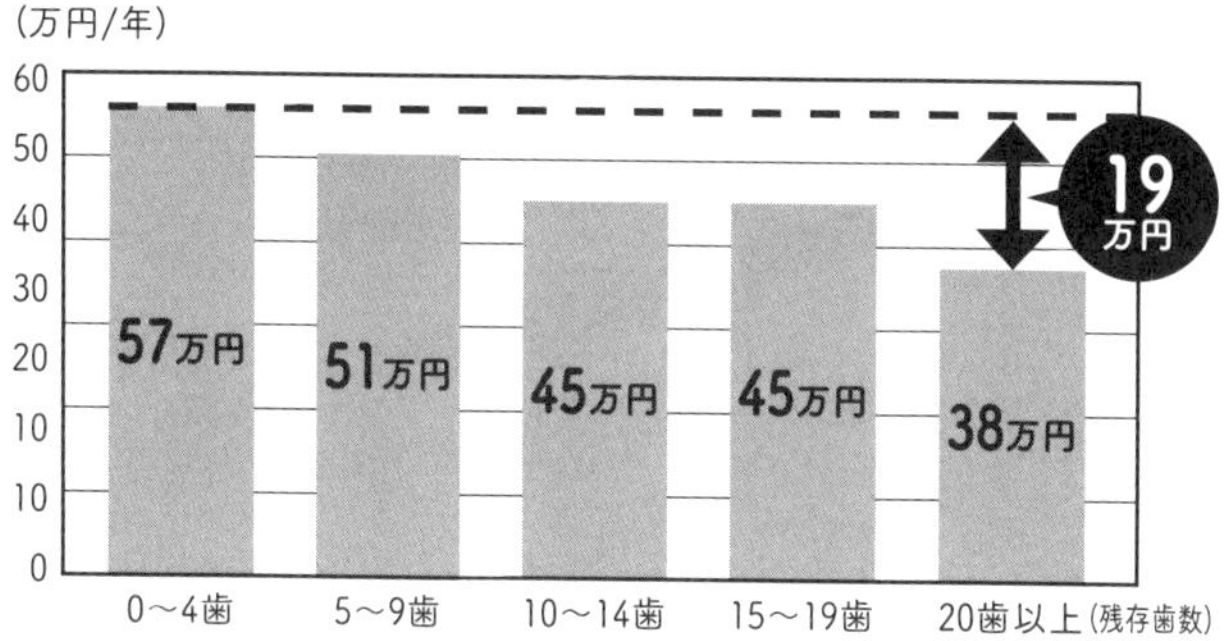

歯の本数が少ない人は、糖尿病・高血圧において医科医療費が高くなる傾向が見られた。

（出典：平成25年度香川県「歯の健康と医療費に関する実態調査」）

年間19万円も違うとなると、10年間で200万円近くも差が出てしまいます。定年を過ぎてからの、この差はかなり大きいと言えるでしょう。

さらにもう1つ、歯の本数と医療費の関連を示すデータがあります。

北海道の国民健康保険団体連合会の調査（2007年、図2）で、これによると自分の歯の本数が「0〜4本しかない人は、1か月の医科医療費が3万5930円」なのに対し、「歯が20本以上ある人は2万2660円」で、歯がある人は歯がない人に比べて医科医療費が約3分の2で済んでいるというのです。

図2　歯の本数と医科診療費の関連

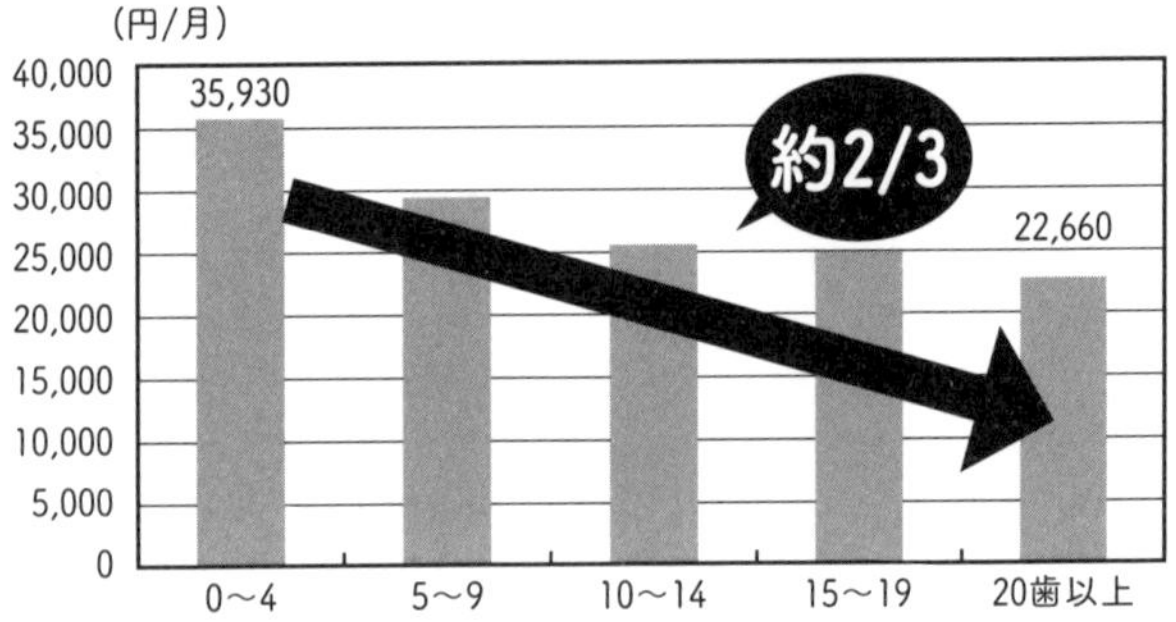

自分の歯が20本以上ある高齢者は歯がほとんどない人に比べて、医科診療費が３分の２で済んでいる！

（出典：北海道国民健康保険団体連合会調査2007・70歳以上対象）

これは逆に言うと、**歯がない人は、歯がある人より、医科医療費が１・５倍もかかっている**ということです。

もちろん、これは単に経済的な負担が大きくなるという問題だけではありません。

医科医療費がそれだけかかるということは、それだけ病院に通っている、つまり、歯がない人はいろんな病気になりやすいということなのです。

これは香川県と北海道だけに限った話ではなく、全国的に見てもその傾向があります。

歯の少ない人は寿命が短い！

もう1つ、歯がない人にとってはショッキングなデータがあります。

それは**「歯の本数が少ない人ほど、寿命が短い」**というものです。

深井保健科学研究所という研究機関が、宮古島（沖縄）の住民５７３０人を対象に、自分の歯が10本以上ある人と10本未満の人の２つのグループに分けて、15年間にわたって生存率を追跡調査したもので（２００７年）、それによると、歯の本数が少ない人ほど寿命が短いという結果が出ているのです。

次ページの図３を見てください。これによると、60代、70代では男女とも、生存率にそれほど大きな差はありませんが、80歳以上になると、男女ともに歯の本数が少ない人のほうが、生存率が大幅に低くなっているのがわかります。

私は常々**「歯を削るのは、命を削るのと同じことだ」**と言っています。

これは大げさな話でもなんでもなく、このデータが示すように、歯の健康が体の健

図3　歯の数が多いと寿命も長い

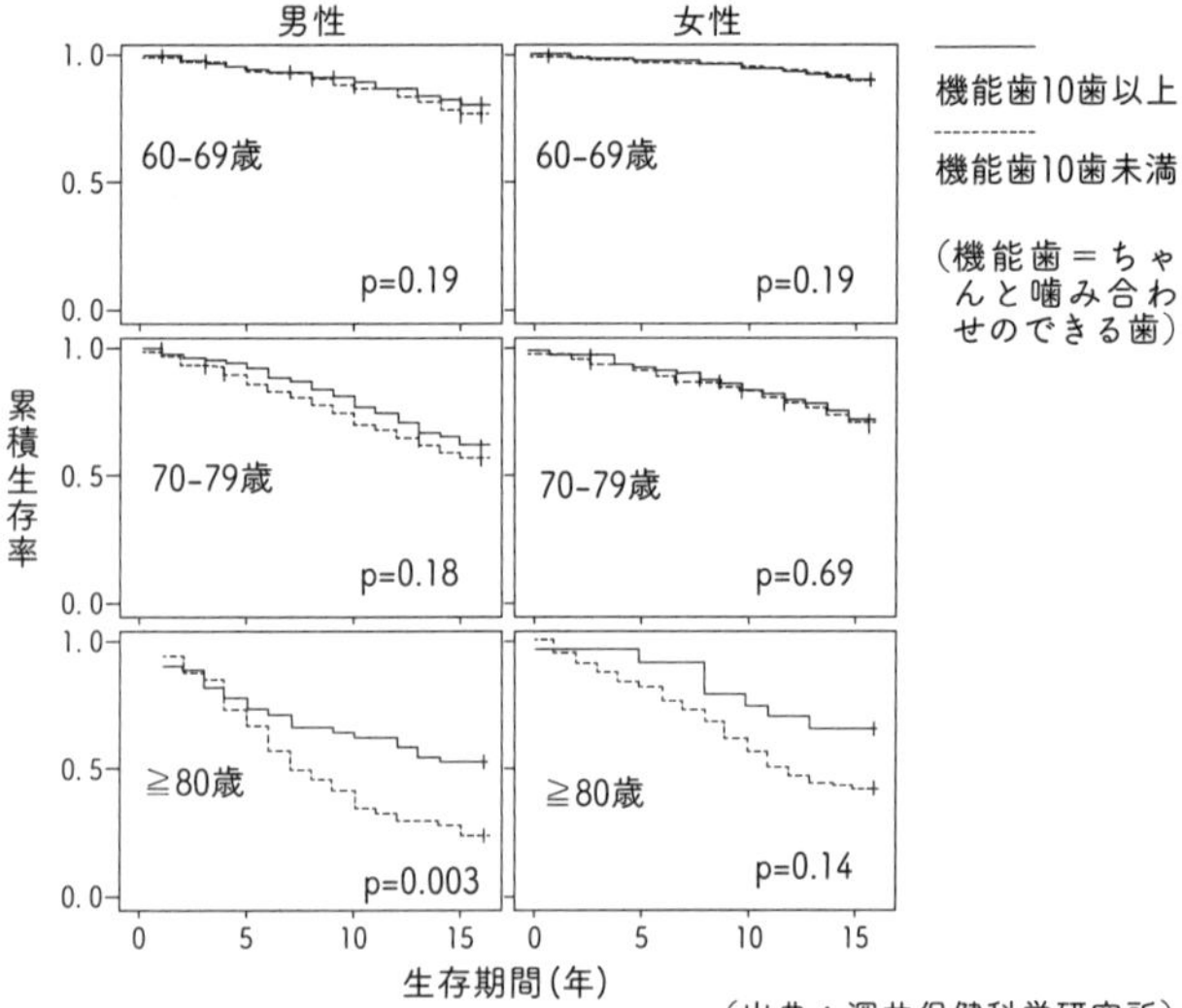

（出典：深井保健科学研究所）

康、すなわち命の長さと密接に関係しているということなのです。

　歯がなくなると、日常生活に支障をきたすだけでなく、命にまで関わってきます。

　ただし、歯がない人でも落ち込まないでください。入れ歯を入れることでも健康寿命は延びるのです（詳細は62ページ）。

　もちろん自分の歯がよりベターなので、健康で長生きしたい人は、歯を削らなくてもいいように、今から歯を大切にしてほしいと思います。

歯周病は全身の病気と関係がある！

先ほど「歯がない人はいろんな病気になりやすい」と言いましたが、具体的にはどんな病気になりやすいのでしょうか？

その前に、歯を失う原因について、簡単に触れておきます。

歯を失う原因といえば、真っ先に「虫歯」を思い浮かべる人が多いと思いますが、実際には虫歯は32％で第2位となっています。

そして、第1位は「歯周病《ししゅうびょう》」です。歯周病とは、歯肉炎と歯周炎（歯槽膿漏《しそうのうろう》）の総称で、これが歯を失う原因の42％を占めています。

この**歯周病こそが、じつは万病のもと**だったのです。

近年、歯周病と全身疾患との間には、密接な関係があることが明らかになってきました。

あなたは歯磨きをして洗面所が赤くなったことがありませんか？

これは歯肉から出血したためです。歯周病によって血管が破れているのです。

歯周病の原因菌が口の中の破れた血管から侵入して全身の臓器にいきわたることで、さまざまな疾患の発病リスクが高まるのです。

具体的には、次のような病気や生活習慣病に、歯周病菌が関係していると言われています。

■歯周病と関係するとされる病気

①肥満
②動脈硬化
③高血圧
④糖尿病
⑤インフルエンザ
⑥関節性リウマチ

⑦骨粗鬆症
⑧認知症
⑨誤嚥性肺炎
⑩脳血管疾患
⑪心疾患
⑫がん
⑬エイズ
⑭早期低体重児出産
⑮バージャー病（閉塞性血栓血管炎）

かなり多いことに驚かれたのではないでしょうか？
では、順に説明していきましょう。

①肥満（あまり食べないのに太る）

肥満といえば、一般的に食べすぎによるオーバーカロリーが原因ですが、中にはあまり食べないのに太る体質の人もいて、それが長い間の疑問とされてきました。

しかし、近年の研究により、食べないのに太るメカニズムに歯周病菌が関与していることが明らかになったのです。

具体的には、歯周病菌が作り出す「リポ多糖」という内毒素が肝臓に影響し、脂質代謝異常や耐糖能異常を引き起こし、肝臓や脂肪組織に脂肪を沈着させることで、太りやすくなるというわけです。

②動脈硬化（歯周病菌の刺激によって）

動脈硬化は、不適切な食生活や運動不足、ストレスなどの生活習慣が要因だと言われてきました。ところが、近年、歯周病菌も関係しているとわかってきました。

そのメカニズムは、歯周病菌の刺激によって動脈硬化を誘導する物質が出て、それが血管内にアテローム性プラークを作ることで血液の通り道が細くなり、血流が制限されて動脈硬化になるというものです。

③高血圧

歯周病が進行している人は、降圧剤が効きにくい治療抵抗性高血圧のリスクが高いと言われています。また、歯周病になっている治療抵抗性高血圧の患者に歯周病の治療を行ったところ、血圧の低下が見られたというデータもあることから、歯周病と血圧には関係があると考えられています。

ちなみに高血圧の人は、降圧剤を飲んでいらっしゃる人が多いのですが、この薬が歯肉を腫れさせて歯周病を悪化させます。

④糖尿病（歯周病が糖尿病を悪化させる）

糖尿病になると歯周病が悪化するので、歯周病は以前から「糖尿病の6番目の合併症」と言われてきました。実際、糖尿病の人はそうでない人に比べて歯肉炎や歯周炎にかかっている人が多いという疫学調査が複数報告されています。

ところが近年、歯周病の治療をすると、糖尿病が劇的に改善されることがわかってきました。つまり、歯周病が糖尿病を悪化させる原因の1つにもなっていたというわけです。

具体的には、口腔内で増殖した歯周病菌が血液中に侵入すると、免疫細胞が活性化されてサイトカイン（細胞から分泌されるタンパク質の一種）を大量に産生するのですが、これがインスリンの働きを弱めて血糖コントロールを悪化させるため、糖尿病の症状が悪化するのです。

⑤インフルエンザ（かかりやすくなる、薬が効きにくくなる）

歯周病菌は、病原性細菌が感染しやすくなる酵素と、菌を付着しやすくする酵素を産生し、歯周病菌がより増殖しやすい環境を作ります。これは他のウイルスも感染しやすい環境であるため、歯周病の人はインフルエンザにも感染しやすくなるというわけです。歯周病菌はタミフルなどの抗ウイルス剤を効きにくくさせたり、インフルエンザ感染を重症化させます。

⑥関節性リウマチ

関節性リウマチとは、手足の関節がこわばったり痛んだりして、進行すると関節が変形する病気です。

この関節性リウマチが、歯周病菌が作り出す毒素によって発症・進行したり、症状が重くなったりすることが明らかになってきました。また、歯周病の治療をしたことで関節性リウマチの症状が明らかに改善したという報告も多数あります。

⑦骨粗鬆症

骨粗鬆症《こつそしょうしょう》とは、骨に微細な穴があき、骨がもろくなって骨折しやすくなる病気で、主に閉経後の女性が、ホルモンのエストロゲンの分泌低下などによってなります。

エストロゲンの分泌が少なくなると、歯を支える歯槽骨《しそうこつ》ももろくなり、歯周病の進行が加速することになります。そして、歯周病で歯を失うと噛む力が低下するので、食物の消化吸収の低下を招き、ビタミンDやカルシウム不足を助長させ、骨粗鬆症を進行させます。

歯を20本失うと、大腿骨骨折《だいたいこつ》のリスクは5倍になるというデータがあるほどです。

⑧認知症

認知症には脳血管性《のうけっかんせい》やアルツハイマー型など、いくつか種類があります。脳血管性は脳卒中が原因で、これは先ほど説明した動脈硬化が主な原因ですので、歯周病と関係があります。

一方、アルツハイマー型の原因は、アセチルコリン等の神経伝達物質《しんけいでんたつぶっしつ》の障害等が挙げられていて、アセチルコリンは歯の咀嚼《そしゃく》の刺激によって分泌が促されるため、歯周病で歯を失うと認知症になりやすいと言えます。また、歯周病菌の毒素が、アルツハイマー型認知症の原因とされるアミロイドベータ（脳内に存在するタンパク質の一種）を増やすともされています。

実際、**自分の歯がほとんどない人は、20本以上ある人に比べて約2倍、認知症になるリスクが高い**と言われています。

⑨誤嚥性肺炎

誤嚥性肺炎《ごえんせいはいえん》とは、食物や異物が誤って気管や肺に入り込んでしまうことで発症する肺炎です。日本人の死因の上位を占めます。

誤嚥性肺炎の原因となる細菌の多くは歯周病菌で、誤嚥性肺炎を起こした患者の肺からは高確率で歯周病菌が発見されています。

⑩脳血管疾患

脳梗塞《のうこうそく》は脳の血管にプラークが詰まったり、頸動脈《けいどうみゃく》や心臓から血の塊やプラークが流れて来て脳内の血管が詰まったりする病気です。そして、脳梗塞の患者は、歯周病菌に感染している割合が高いことが明らかになっていて、歯周病の人はそうでない人の2・8倍脳梗塞になりやすいと言われています。

これは歯周病菌が血流に乗って全身を巡ることで、脳梗塞の原因となる動脈硬化を引き起こしている可能性があるからだと考えられています。

⑪心疾患

代表的な心疾患としては、虚血性心疾患《きょけつせいしんしっかん》と心内膜炎《しんないまくえん》があります。虚血性心疾患は動脈硬化が原因で、動脈硬化により心筋に血液を送る血管が狭くなったり、ふさがったりしてしまい、心筋に血液供給がなくなり心臓が止まってしまうこともある病気です。動脈硬化は前述したように、歯周病菌が深く関わっています。

心内膜炎は、心臓の内側を覆う膜が炎症を起こす病気です。心臓の弁に歯周病菌が感染して起こる場合があります。

⑫がん

日本人の3人に1人がかかるがんにも、歯周病菌が関係していると言われています。実際、歯周病の毒が体に入り込むことで炎症が起き、炎症ががんを誘発すると推測されています。

また、歯周病の人は、歯周病ではない人に比べて、肺がんが1・36倍、腎臓がんが

1・49倍、すい臓がんが1・54倍、血液のがんが1・3倍もリスクが高まったという海外での報告もあります。

⑬エイズ

エイズは、ヒト免疫不全ウイルス（HIV）が免疫細胞に感染して免疫細胞を破壊して免疫不全を起こす免疫不全症です。感染後の潜伏期間は数年から二十数年ですが、発症のメカニズムは解明されていませんでした。

しかし、2009年に日本大学歯学部・落合邦康教授らによって、歯周病が原因で口腔内に作り出される酪酸がHIVを活性化し、エイズの発症につながる可能性があると明らかにされたのです。

⑭早期低体重児出産

近年増えつつある早期低体重児（2500グラム未満）出産にも、歯周病が関係しています。

具体的には、歯周病菌が直接子宮などの生殖器官に関与するパターンと、歯周病菌に対応して生体が作り出すサイトカインやプロスタグランジンなどの炎症メディエーター物質が関与するパターンがあります。

通常、サイトカインやプロスタグランジンは母体の出産準備が完了してから産生されるのですが、歯周病によってこれらが産生されることで、母体が勘違いして早期に分娩を促してしまうのです。

⑮バージャー病（閉塞性血栓血管炎）

バージャー病は下肢末梢部《かしまっしょうぶ》に潰瘍《かいよう》や壊疽《えそ》を引き起こす難病です。これまでは喫煙が主な原因とされていましたが、近年の研究でバージャー病の患者のほとんど全員が中程度から重度の歯周病で、患部の血管の大部分から歯周病菌が検出されました。そのため、歯周病と密接な関係があると言われています。

以上のように歯周病は単に口の中の問題だけでなく、体全体に悪影響を及ぼす怖い病気なのです。

日本人の死亡原因の1位から4位はすべて歯と関係があった!

さらには、日本人の死亡原因の1位から4位までは、すべて歯に関係があることがわかります。

厚生労働省の発表によると、日本人の死亡原因は、1位が「悪性新生物(がん)」で、2位が「心疾患」、3位が「肺炎」、そして4位が「脳血管疾患」となっています(平成28年人口動態統計より)。

これを見て、あなたも気づいたのではないでしょうか?

この4つとも、先ほど説明したように、すべて歯周病と関係があるのです。

つまり、歯周病は単なる口の中の病気にとどまらず、死に直結することもある怖い病気なのです。

中でも、3位の肺炎には要注意です。

というのは、肺炎の80％を占めているのが誤嚥性肺炎で、その誤嚥性肺炎の主な原因が前述したように歯周病菌だからです。

しかも、65歳以上の高齢者に限定すると、死亡原因の1位は肺炎ですので、65歳以上で歯周病のある人は、特に注意が必要でしょう。

誤嚥性肺炎は、食べ物が誤って気管に入ってしまうことによって、そこに含まれる細菌に感染して起こりますが、じつは寝ている間に飲み込む唾液によっても起こります。唾液の中にも細菌が含まれているからです。

したがって、歯周病にかかっている高齢者の方は、きちんと歯周病の治療をするのはもちろん、夜寝る前にきちんと歯磨きをして、口の中の細菌や歯周病菌を減らすことが、誤嚥性肺炎から身を守る方法と言えるでしょう。

実際、高齢者の施設や病院でも、口の中をきれいにする口腔ケアの重要性が認められてきています。

口腔ケアに力を入れている施設・病院に入るとすぐにわかります。病院の中の「空気」「臭い」が違います。独特の病院臭がありません。こういう施設・病院では、冬によく話題になるインフルエンザの発生率が少なくなります。

突然死の原因となる心筋梗塞や脳梗塞も歯周病が引き起こす！

おそらく、あなたにも「まさか、あの人が急に亡くなるとは……」と、驚いた経験があるのではないでしょうか。

その「まさか」を引き起こしているのが、心筋梗塞や脳梗塞なのです。

その主な原因はどちらも動脈硬化で、血栓が心臓の血管に詰まれば心筋梗塞、脳の血管に詰まれば脳梗塞を引き起こすわけです。

そして、動脈硬化に深く関係しているのが、先に説明したように歯周病なのです。

歯周病がひどい人は、歯周病菌が心臓にまで達している人が３割近くもいるという報告もあります。

突然死を避けるためにも、あなたも今すぐ歯周病予防に取り組んでいただきたいと思います。

糖尿病になりたくなければ、歯周病にならないこと

最後にもう1つ、歯周病と糖尿病の関係について詳しくお話しします。

厚生労働省の平成28年「国民健康・栄養調査」によると、「糖尿病が強く疑われる者」は約1000万人と推計されています。

さらに、「糖尿病の可能性を否定できない者」も約1000万人と推計されており、合計すると約2000万人もの人たちが糖尿病および糖尿病予備軍なのです。

糖尿病になると歯周病が悪化することは前にも書いた通りですが、それを示すデータがあります。

図4は血糖値と歯の本数の関係を示したものです。

図4　血糖値と歯の本数の関係

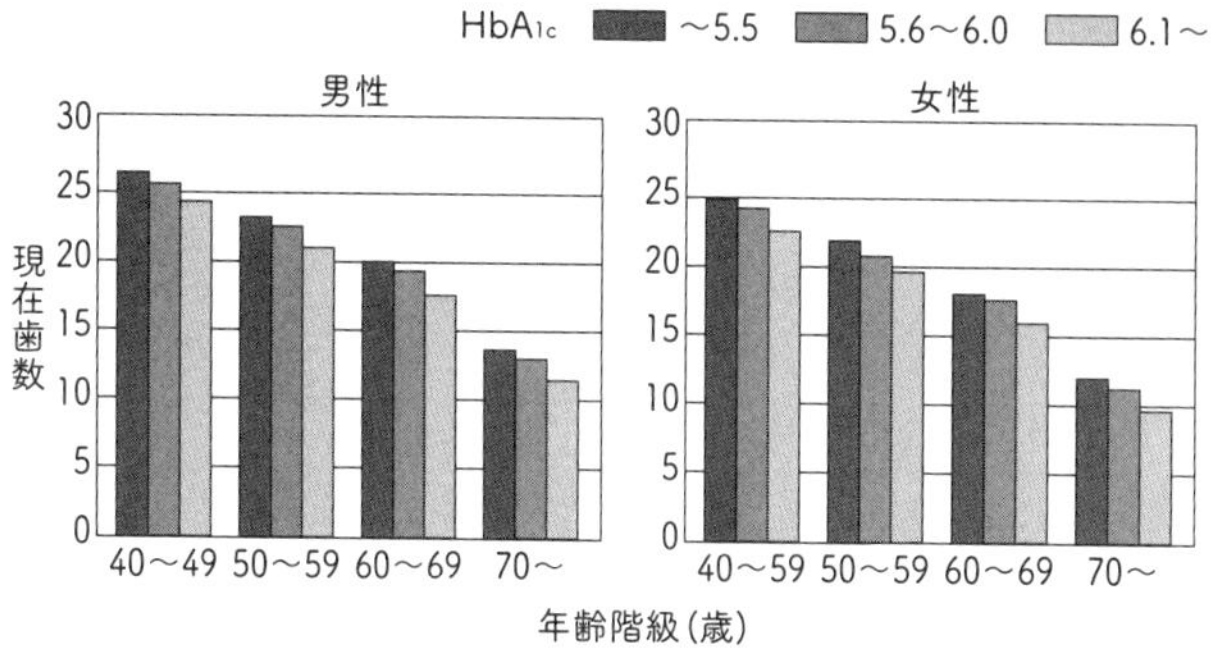

血糖値の高い人は歯も少ない！

（出典：平成16年国民健康・栄養調査）

これによると、各年代ともＨｂＡ１ｃ（ヘモグロビン・エーワンシー）の値が高い＝糖尿病、または糖尿病の疑いの人ほど、歯の本数が少ないことがわかります。

ちなみに、ＨｂＡ１ｃ値とは、赤血球中のヘモグロビンのうち、どれくらいの割合が糖と結合しているかを示す検査値で、普段の血糖値が高い人はＨｂＡ１ｃ値も高くなります。これは過去１～２か月の血糖値の平均を反映して上下するため、血糖コントロール状態の目安とされています。

ヘモグロビンには酸素を全身に運ぶ重

要な役割がありますが、これに糖がくっついているのがＨｂＡ１ｃです。これは正常なヘモグロビンではありませんので、酸素の運搬ができません。

また、分子量が大きくなり、毛細血管を詰まりやすくします。糖とくっついているので、いろいろな細菌がエサとして集まりやすくなり、細菌も繁殖しやすくなります（感染しやすくなります）。

これが糖尿病が全身の細い血管の病気（腎臓・目・末梢神経）を起こす理由です。歯肉も毛細血管の集まりですから、糖尿病と歯周病は深い関係があります。

図５は糖尿病と歯周病の関係を表したデータです。これによると糖尿病の治療を行い、ＨｂＡ１ｃ値が下がってくると、それに連動して、歯周病の進行具合を表すＢＯＰ値も下がっていることがわかります。

このように、糖尿病の症状が改善されると、歯周病の症状も改善されるわけですが、逆に**歯周病の症状が改善すると、糖尿病の症状も改善される**ことが、近年の研究でわかってきました。

図5　糖尿病と歯周病の関係

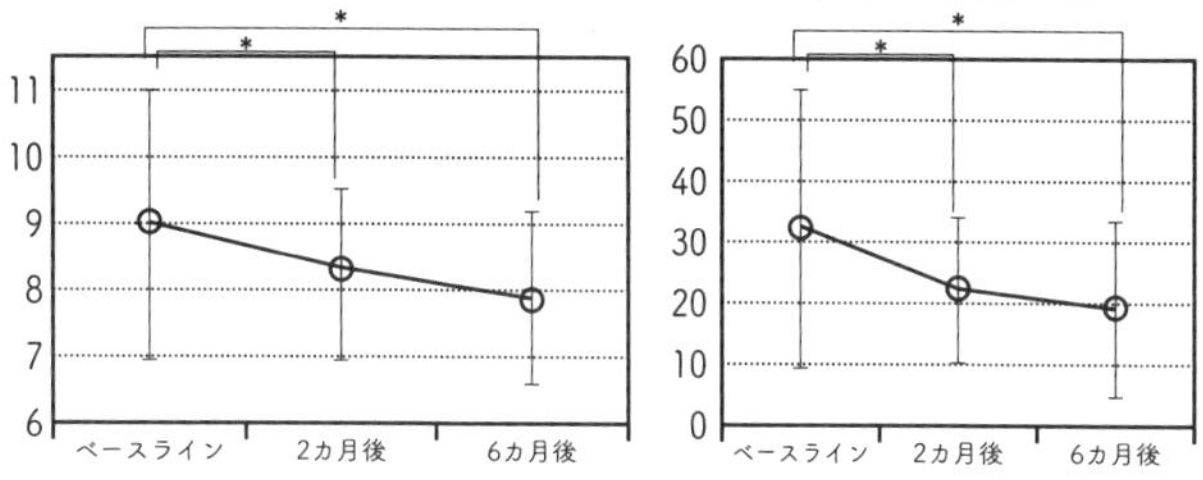

糖尿病がよくなると歯周病もよくなる！

（出典：平成18〜20年度厚生労働科学研究「地域住民の口腔環境と漸進的な健康状態の関係について。糖尿病・肥満研究班」を改変）

そのメカニズムは前述したように、口腔内で増殖した歯周病菌が血液中に侵入すると、免疫細胞が活性化して大量に発生したサイトカインが、インスリンの働きを弱めて血糖コントロールを悪化させ、糖尿病の症状を悪化させていたからです。

糖尿病は放っておくと、足の切断や失明、人工透析になることもある怖い病気です。

歯周病と密接に関係があるので、すでに糖尿病になっている人はもちろん、糖尿病予備軍の人も、今日から歯周病対策に取り組むことを強くおすすめします。

Column③ 食べる順番を変えれば糖尿病は防げる！

糖尿病の予防に必要なのは、血糖値を上げないこと、太らないことです。

太らない食べ方の鉄則は「まず野菜から（ベジファースト）」です。野菜に豊富に含まれている食物繊維には、糖質や脂質の吸収スピードをゆるやかにする作用があるからです。糖質や脂質の吸収スピードがゆるやかになると、肥満の原因となる血糖値の急上昇や体脂肪の蓄積が抑制されて、肥満になりにくい体になるというわけです。

さらに、食物繊維はその後の食事で摂取した過剰な糖質や脂質の吸収も抑えてくれます。

近年、糖質制限ダイエットなど糖質をすべてカットする食事制限法が流行っていますが、ひと口に糖質といっても、消化の速いものと遅いものの2種類があります。

消化の速いものは単糖類や二糖類と呼ばれ、砂糖はこれに相当します。一方、消化の遅いものは多糖類と呼ばれ、ご飯、イモ類などの炭水化物類がそうです。

消化の速い糖質を摂ると、一度に大量の血糖が血液中に取り込まれて血糖値が急上昇しますが、消化の遅い糖質は血糖値の上昇スピードがゆるやかなのです。

ですから、消化の遅い糖質なら摂取しても大丈夫です。また、極端な糖質制限を続けていると、糖質をため込みやすく消費しにくい体になったり、血糖値をコントロールする機能まで低下してしまうリスクもありますので、無理はやめましょう。

Column④ 食べる順番のベストとは

太らない食べ方のベストな順は、**①野菜（副菜）**、**②汁もの・スープ**、**③主菜（タンパク質）**、**④主食（炭水化物）の順**です。具体的に内容を見ていきましょう。

①野菜（副菜）

ブロッコリーのような噛み応えのある野菜や、大きめに切ったキャベツなどのサラダがおすすめ。これにおひたしや酢のものなどをプラスすれば、さらによくなります。また、ほうれん草、もやし、オクラ、大根などのほか、海藻類も食物繊維が豊富です。

②汁もの・スープ

食物繊維たっぷりのきのこや野菜がメインのみそ汁やスープがおすすめ。

③主菜（タンパク質）

主菜は食材を大きくカットし、しっかりと噛んで満腹中枢を刺激すること。肉なら脂身が多く噛み応えのないひき肉は避け、モモやヒレなどの部位を選ぶのがおすすめ。

④主食（炭水化物）

最後が、ご飯やパンなどの主食です。ご飯だけでは味気ないという人は、主菜と交互に食べてもかまいません。ご飯はパンよりは歯にいいですが、食べすぎると肥満の原因になるので、1食150～200グラム程度（お茶碗に軽く一杯）にしましょう。

3章

歯を大事にすれば、ボケずに長生きできる！

健康寿命を延ばすカギは「歯の健康」

厚生労働省の発表によると、２０１７年の日本人の平均寿命は男性が81・09歳で、女性が87・26歳となり、いずれも過去最高を更新しました。

これは非常に素晴らしいことではあります。

しかし、ただ生きているだけでは、幸せとは言えません。「ピンピンコロリ」という言葉が流行したことからもわかるように、多くの人は健康で長生きしたいと思っています。

本音は、「介護するのも介護されるのもイヤ」という人がほとんどでしょう。

したがって、本当に大事なことは、**「平均寿命よりも『健康寿命』が何歳か」**です。

健康寿命とは、「健康上の問題で日常生活が制限されずに生活できる期間」のことで、日常的に介護を必要としない自立した生活ができる生存期間とも言えます。

厚生労働省の発表によると、２０１６年の健康寿命の平均は男性が72・14歳、女性

図6　平均寿命と健康寿命（2016年度）

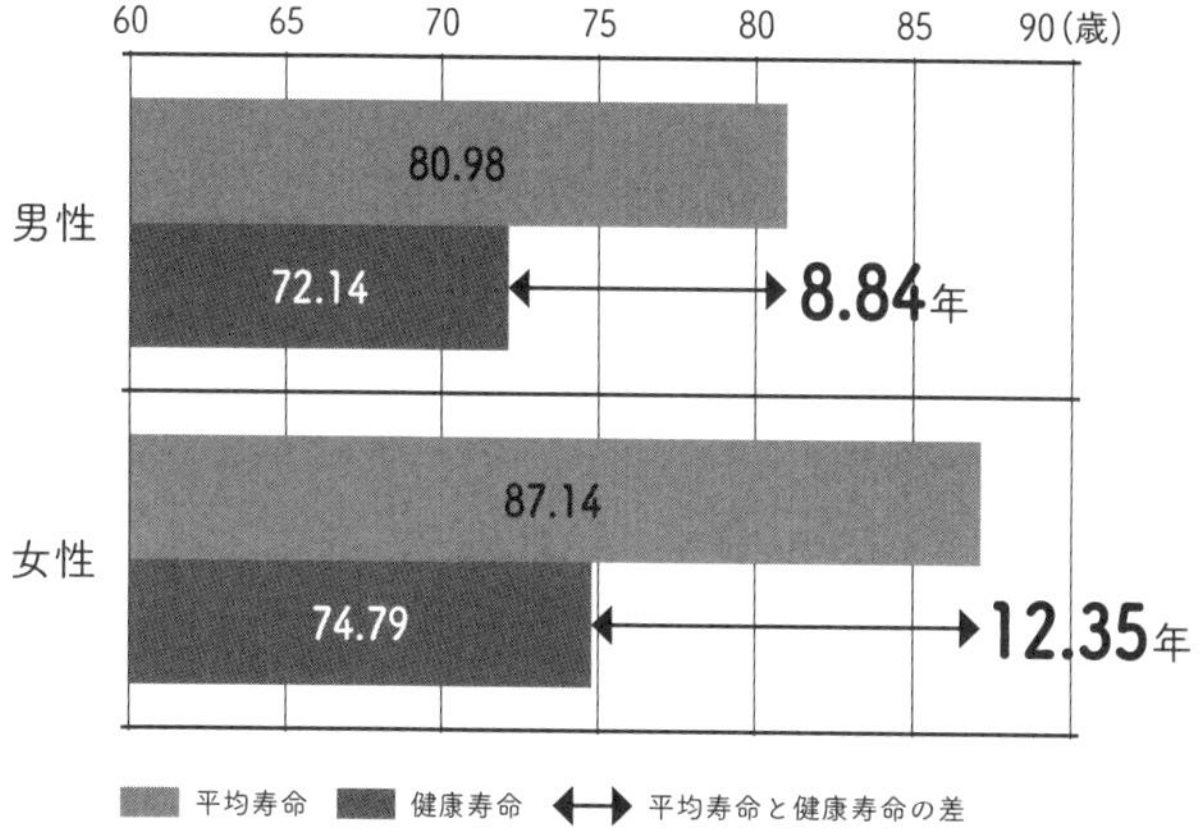

が74・79歳です（図6）。

これを平均寿命と比較すると、男性で約9年、女性で約12年の差があり、この間は不健康な期間となります。

死ぬまで、自分の歯で食べる楽しみを味わうには？

「8020《はちまるにいまる》運動」というのを聞いたことがあるかもしれません。

これは1989年から厚生労働省と日本歯科医師会が推進している「80歳になっても自分の歯を20本以上保とう」という運動です。

人間の歯は、親知らずを除くと上下14本ずつの合計28本ありますが、そのうち20本以上の歯があれば、ほとんどの食べ物を噛み砕くことができ、おいしく食べられると言われているためです。

そのため、「生涯、自分の歯で食べる楽しみを味わえるように」との願いを込めて、この運動が始まりました。

厚生労働省の調査によると、2016年に8020運動の達成率は51・2%となっていて、高齢者の2人に1人が80歳で20本以上、自分の歯を保つことに成功しています。

寝たきりだったのに、入れ歯を入れたら庭仕事ができるようになった

じつは、食べ物を噛んで食べられることは、健康寿命と大きく関係しています。

以前、NHKの『ためしてガッテン』という番組で放送された内容によると、脳血管障害で倒れ、1年もの間、誰かの支えがないと歩けない状態が続いていた高齢の女

性が、入れ歯を入れたところ、次の日から一人で歩けるようになったというのです。

また、寝たきり状態だった88歳の男性が、入れ歯を入れたところ、1か月後には歩けるようになり、2か月後には背筋が伸びて姿勢が良くなり、半年後には庭仕事ができるまで元気になったそうです。

さらに、寝たきりになり、胃瘻《いろう》で栄養補給をしていた77歳の男性は、入れ歯を入れて口から食べられるようになると、散歩ができるようになっただけでなく、気力も湧いてきて、それまでやったことのなかったパソコンにもチャレンジするようになったというのです。

番組では、このような驚異的な回復の原因を噛む効用であると結論づけており、噛むことの大事さを証明する内容になっていました。

本来であれば、自分の歯で噛んで食べられることが理想です。入れ歯の咀嚼力《そしゃくりょく》は、自前の歯の半分以下となってしまいます。

しかし、自分の歯がなくても、入れ歯を入れることで、かなり噛む機能を回復させ

図7　義歯の有無別生存曲線

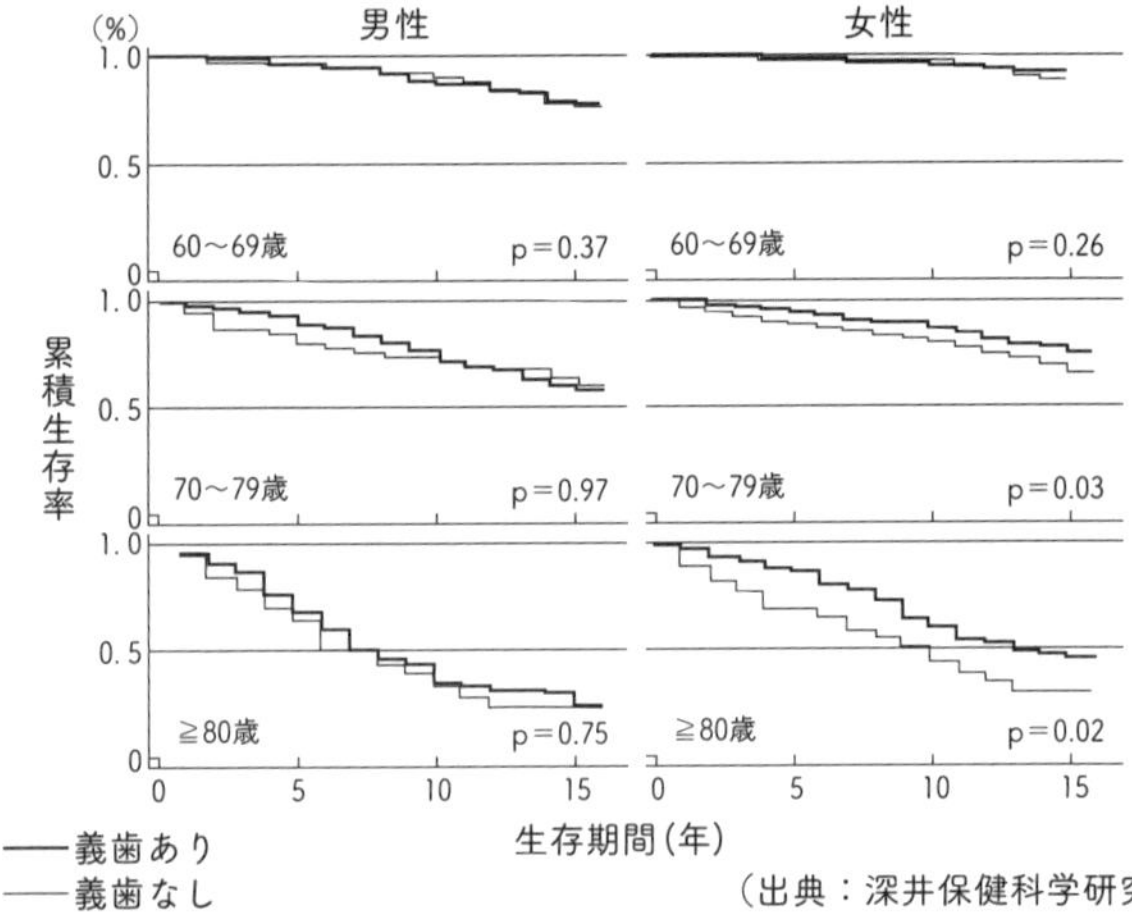

(出典：深井保健科学研究所)

られます。

そして、その結果、入れ歯であっても寿命を延ばすことができるのです。

図7は義歯の有無別の生存率を表したものですが、これによると高齢になればなるほど、**入れ歯がある人たちのほうが、入れ歯のない人たちよりも生存率が高い**ことがわかります。

したがって、自分の歯を残す努力をするのはもちろん、たとえ自分の歯を失ったとしても、入れ歯などで噛む力を維持し続けることが、健康寿命を延ばすことにつながると覚えておいてください。

次章では、どうすれば歯の喪失を防ぐことができるのか、歯を失う原因と対策について、詳しく説明していきます。

Column⑤ 歯と口には大切な7つの役割がある

歯を含めた口には、食べ物を噛み砕く以外にも、人が生きていくうえで欠かせない7つの役割があります。

①食べること

口は体の玄関であり、食べ物を摂取するための大事な入り口です。そして、歯は食べ物を噛み砕き、食道や胃の中に送り込むという大事な働き（嚥下《えんげ》）を担っています。

さらに食べることは喜びであり、それが生きる意欲にもつながります。

②話すこと

歯が1本なくなっただけでも、声が漏れて聞き取りにくくなることがあります。

話すことの基本となる言葉をはっきり発音するために、歯はとても重要な役割を担っているのです。

③脳への刺激

噛むことは脳に刺激を与えます。また、噛むことで脳の血液循環が良くなり、脳細胞の働きが活発化します。

④殺菌作用など

口の中にある唾液には、食べ物を消化する作用や、食べ物を飲み込む手助けをする作用、口の中の浄化作用、殺菌作用、粘膜の保護作用、味わうことを助ける作用など、さまざまな作用があります。

⑤平衡感覚を保つ

歯とその噛み合わせは、身体のバランスを保つために重要な役割を果たしています。また、噛み合わせの安定やアゴの安定は、歩行の安定につながります。

⑥ストレスの発散

食べることがストレスの発散につながるのはもちろん、歌ったり笑ったりといった口を使う行動もストレス発散につながります。

⑦表情をつくる

顔の表情をつくるのに、口と歯は欠かせません。特に、歯の有無で、顔の印象は大きく変わります。

この7つは、いずれも重要な役割ばかりです。歯を残すことで、これらの役割を維持し続けられるよう、歯と口のケアはしっかりと行うようにしましょう。

Column⑥ 噛むことの8つの効用

日本歯科医師会は噛むことの効用を8つにまとめ、それぞれの頭文字を取って、「卑弥呼の歯がいーぜ（ひみこのはがいーぜ）」というキャッチフレーズを作っています。

①「ひ」＝肥満予防

よく噛まないで食べると食事が速くなり、過食につながります。よく噛むことで満腹感が得られ、肥満を防ぐのです。よく噛むことこそ、ダイエットの基本と言えるでしょう。

②「み」＝味覚の発達

よく噛むと、食べ物の味がよくわかるようになるので、味覚の発達につながります。人は濃い味にすぐに慣れてしまうため、できるだけ薄味にし、よく噛んで食材そのものを味わうよう心がけましょう。

③「こ」＝言葉の発音がはっきり

よく噛むことでアゴが発達し、歯の噛み合わせもよくなります。すると、自然に正しい口の開き方ができるようになり、正しい発音ができるようになります。

④「の」＝脳の発達

アゴを開いたり閉じたりすることで、脳に刺激が伝わり、脳細胞が活性化します。その結果、子どもの知育を助け、高齢者は認知症の予防になります。

⑤「は」＝歯の病気予防に

よく噛むと唾液がたくさん出て、口の中をきれいにしてくれます。また、唾液は虫歯になりかかった歯の表面を元に戻したり、細菌感染を防ぐなど、予防効果もあります。

⑥「が」＝がん予防

唾液に含まれる酵素には、発がん性物質の発がん作用を消す効果があります。よく噛むと唾液がたくさん出ますので、がん予防につながることになるのです。

⑦「いー」＝胃腸快調

よく噛まないと食べ物がきちんと咀嚼されないため、胃腸障害や栄養の偏りの原因となります。逆に、よく噛むと消化酵素がたくさん出て胃腸の働きを活発にするので、消化吸収も良くなります。

⑧「ぜ」＝全力投球

よく噛んで歯を食いしばることで、力が湧き出てきます。また、歯並びの良い人は運動能力も優れています。

歯を失ってしまうと、これら8つの効用が失われてしまうことになりますので、自分の歯を残すことが大切なのです。

4章

ストレスが歯を滅ぼす

歯を失う原因の第1位は歯周病

この章では、歯を失う原因について説明したいと思います。

歯がなくなる原因は、主に**「歯周病」「虫歯」「歯の破折《はせつ》」**の3つです。

先の2つはご存じでしょうが、「歯の破折」はあまり知られていないのではないでしょうか?

まずは、先の2つからご説明します。

歯周病とは、歯肉に炎症が起こって血や膿がたまり、歯を支えている組織が少しずつ壊されていく病気で、かつては歯槽膿漏《しそうのうろう》と呼ばれていました。

歯周病は初期段階では痛みを感じませんが、気づいたときにはかなり病状が進行していているケースが多いため、歯が抜け落ちてしまうこともあります。

現在、**歯を失う原因の第1位が歯周病**で、全体の37・1%を占めています(図8)。

図8　歯を失う原因

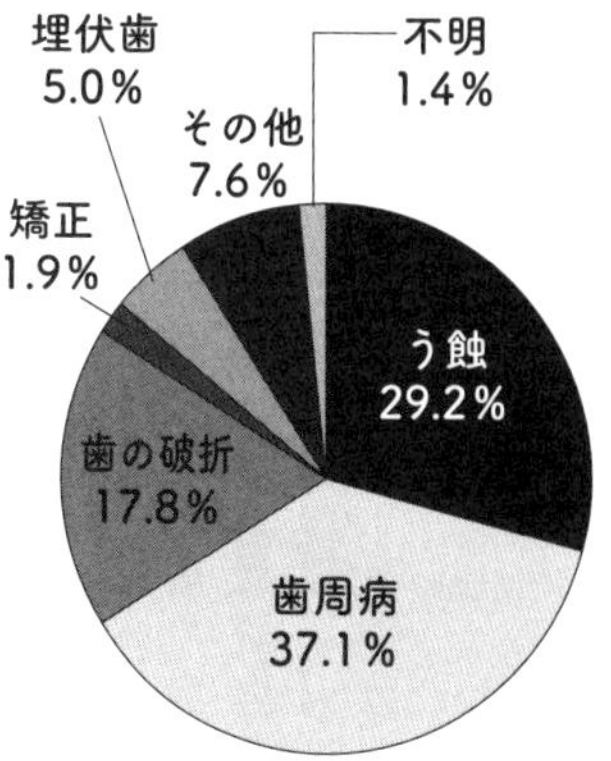

（出典：8020推進財団、平成30年「永久歯の抜歯原因調査報告書」）

次に、虫歯とは、ご存じのように、口の中の細菌が作り出した酸によって歯が溶け、穴があいた状態のことです。症状が悪化していくと、最終的には歯を抜かなければいけなくなるのです。

歯を失う原因の第2位が虫歯で、全体の29・2％を占めています。

3つ目の歯の破折は、歯にヒビが入ったり、歯が欠けたり、折れたりすることです。見えている歯の部分（歯冠）の破折であれば、人工的な詰め物などで修復することもできますが、歯の根っこの部分（歯根）が破折してしまうと、割れ方によっては、抜歯しなければいけなくなります。

歯の破折の原因はさまざまです。転んだり、ぶつけたりして破折することもありますが、多くは神経を取った歯の破折ですので、虫歯由来と言えます。

図9　年齢・原因別歯の喪失割合

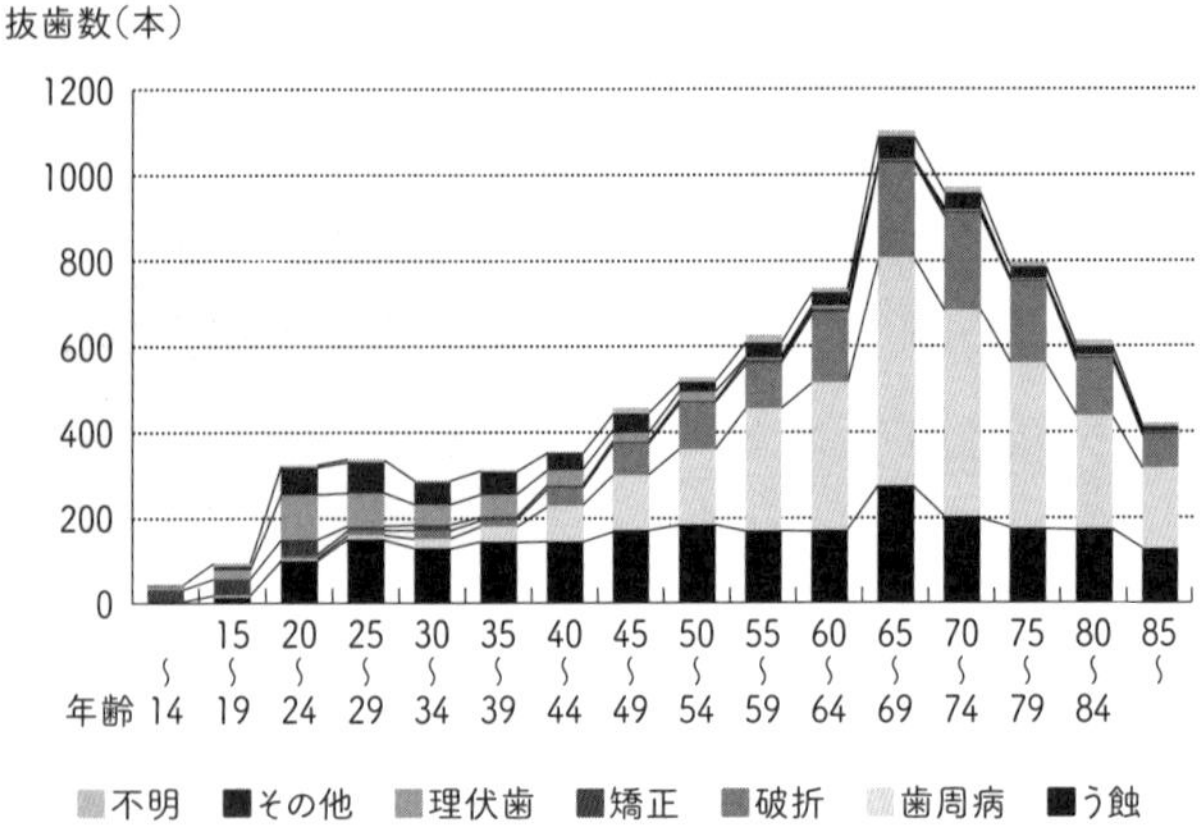

（出典：8020推進財団）

また、夜寝ているときに無意識にしている歯ぎしりや食いしばりが原因で、破折することもあります。

なお、高齢化にともない、歯の破折による抜歯が増えています。

図9のように年代別に見ると、若いうちは虫歯が原因で歯を失う人が多く、40代、50代、60代になると歯周病と破折で歯を失う人の割合が増えるのです。

では、歯を失う原因の66・3％を占めている虫歯と歯周病について、次項以降で詳しく説明することにしましょう。

年をとると、「歯が長くなったような気がする」理由

歯を失う原因・ワースト1の歯周病は、初期の段階では、歯肉が炎症を起こして、赤くなったり、腫れたり、出血したりしますが、ほとんどの場合、痛みはありません。

しかし、歯周病が進行すると、歯周ポケットと呼ばれる歯と歯肉の境目の溝が深くなり、歯を支えている歯槽骨《しそうこつ》と呼ばれる骨が溶けて歯がグラグラ動くようになり、最終的には歯が抜けることになります。

ちなみに、歯周ポケットの溝の深さは、2ミリまでなら健康ですが、3ミリ前後が境い目、4～5ミリは軽症、5～6ミリは中程度、7ミリ以上は重症です。

歯周病の人がよく言うのは「歯が長くなったような気がする」という言葉です。しかし、**実際には歯が長くなったのではなく、歯肉がやせたことによって、歯の根元がむき出しの状態になったから**です。

鏡を見てみて、歯が長くなったと感じた人は、歯周病が進行している疑いがありますので、今すぐ歯医者さんに行って、診てもらってください。

歯周病の段階

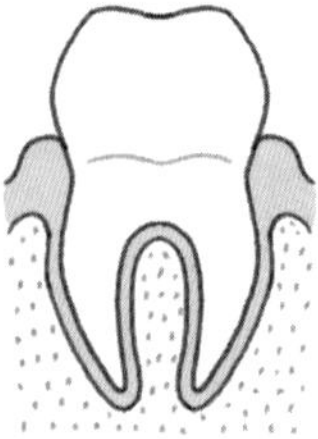

軽度

・歯肉が腫れる

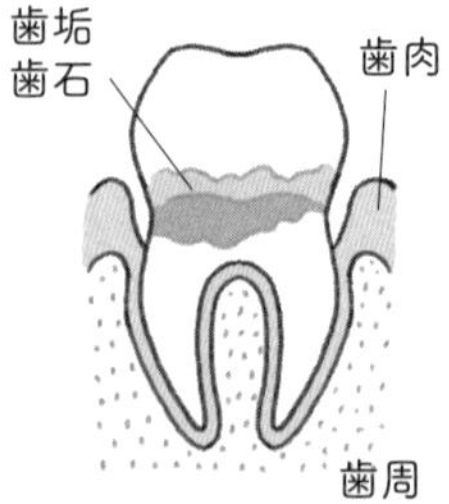

軽度〜中度

・歯を磨くと歯肉から血が出る
（痛みはあまり感じない）
・歯を支える骨が溶けはじめ、
歯周ポケットができはじめる

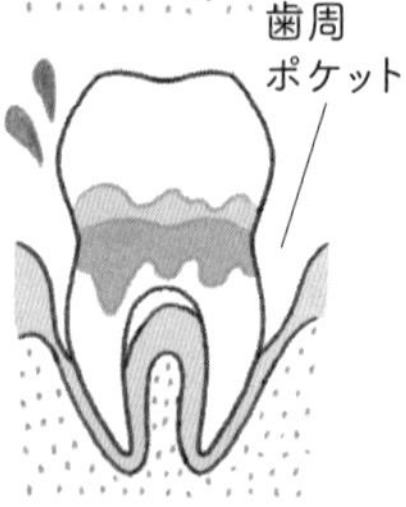

中度〜重度

・歯肉の腫れや骨吸収が進行する
・歯と歯肉の間から膿が出てくる
（歯周病）
・歯肉からの出血が増える

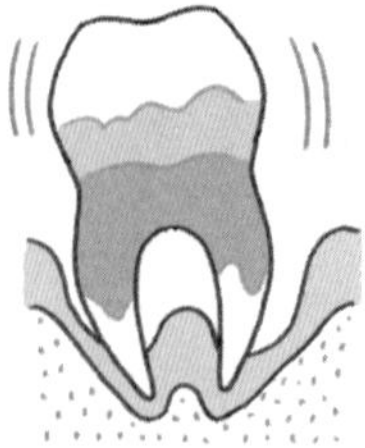

重度

・歯肉や歯を支える骨が溶けて、
歯の根がさらに露出する
・歯がグラグラする
・噛むと痛みを感じる

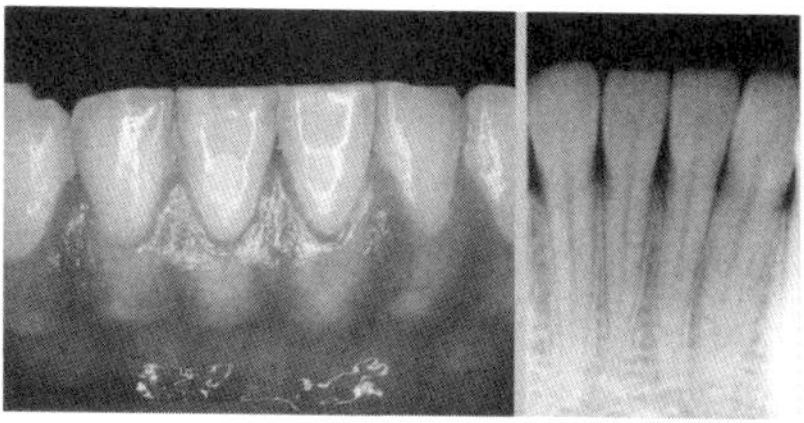

初期の歯周病

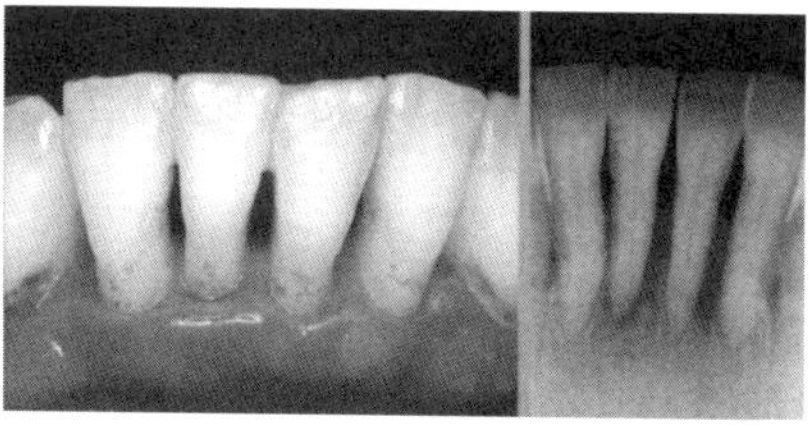

進行した歯周病

ちなみに、日本人の中高年の約80％が歯周病にかかっていると言われています。

では、歯周病は、なぜ起こるのでしょうか？

直接的な原因は、歯と歯肉の境にたまったプラーク（歯垢＝細菌の塊）の中にいる歯周病菌です。この歯周病菌が出す毒素によって歯肉に炎症が起きるのです。

したがって、歯周病の予防には、こまめに歯についた歯垢を取り除くことが第一です。なかでも、歯と歯肉の境に溜まった歯垢を日々のブラッシング（歯磨き）で取り除くことが重要です。正しいブラッシングのやり方については、後ほど詳しく紹介します。

また、歯周病を悪化させる要因としては、ストレス、睡眠不足、不規則な生活、間食、タバコといった悪い生活習慣が挙げられますので、このような生活習慣がある人は早急に改めたほうがいいでしょう。

あなたは大丈夫？　歯周病チェックリスト

歯周病は痛みなどの自覚症状がほとんどなく、静かに進行していく病気です。

しかし、いくつかの症状はありますので、次のようなことが当てはまるかどうか、チェックしてみてください。

□ 歯肉に赤く腫れた部分がある

□ 口臭がなんとなく気になる

□歯肉がやせてきたようだ
□歯と歯の間にものがつまる
□歯磨きをすると、歯ブラシに血がついたり、すすいだ水に血が混じることがある
□ときどき、歯が浮いたような感じがする
□指でさわるとぐらつく歯がある
□歯肉から膿が出たことがある

あなたはいくつチェックがつきましたか?

チェックが「0」の人は、今のところ歯周病の心配はなさそうです。

チェックが「1~2個」の人は、歯周病の可能性がありますので、歯医者さんで診てもらったほうがいいでしょう。

チェックが「3個」以上の人は、歯周病が進行している可能性がありますので、早めに歯医者さんに相談しましょう。

ストレスが歯を滅ぼす

ストレスは体全体の病気にとっても良くないものだと言われますが、歯にとっても大敵です。

なぜなら、**ストレスは歯を失う3大原因のすべてに関係している**からです。

まず虫歯とストレスの関係ですが、ストレスがあると唾液が出にくくなります。というのは、人間は過度のストレスにさらされた場合、交感神経が優位に働くようになるため、唾液の分泌量が減少してしまうからです。

唾液が酸性状態を中和させたり、再石灰化《さいせっかいか》（後述）を促したりして、歯を虫歯から守ってくれるので、唾液が少ないと虫歯になりやすくなります。

次に歯周病とストレスの関係ですが、ストレスは歯周病を進行させる大きな原因です。

まずストレスがあると、夜中に歯ぎしりをします。

歯ぎしりは、前後左右に歯をグリグリと動かすものです。

歯は上からまっすぐかかる力には強いのですが、前後左右に揺さぶられる力には弱いため、歯がグラグラします。すると、歯と歯肉の間の隙間（いわゆる「歯周ポケット」）が大きくなり、歯周ポケットの奥深くに歯石が溜まって、骨が溶けるというわけです。

最後に破折とストレスの関係ですが、こちらもストレスによる歯ぎしりや食いしばりが影響しています。

歯ぎしりや食いしばりは食べ物を噛む力の4〜10倍の力がかかっているので、これだけ大きな力がかかると、弱っている歯は割れることがあるのです。特に、神経を取った歯は前述した「枯れ木状態」になっていますので、非常に弱くなっています。

ストレスの原因は人それぞれですが、当院の患者さんで言うと、男性であれば仕事のことが、女性であれば子育てや介護のことがストレスの原因になっていることが多いです。

ストレスと歯の病気は一見関係なさそうですが、ストレスが虫歯や歯周病の原因に

骨隆起

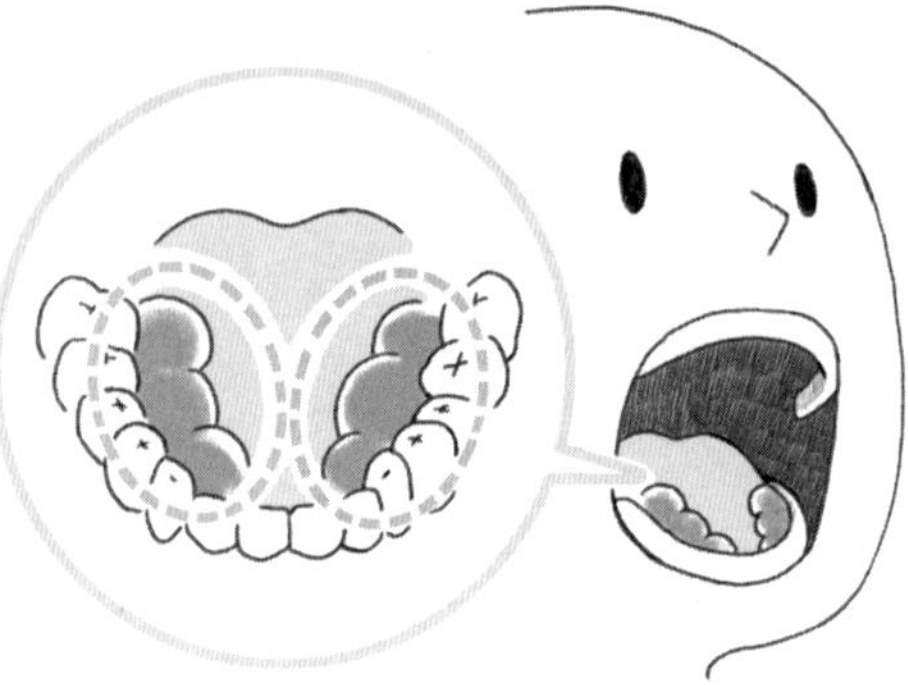

歯ぎしりをしている人は、上アゴか下アゴの骨が隆起していることがある

なっていることも大きいので、日頃からストレスをためない生活を心がけると同時に、適度に発散するようにしましょう。

歯ぎしりをしているかどうかは口の中を見ればわかります。

歯ぎしりを常にしている人は、骨隆起《こつりゅうき》といって、上アゴや下アゴの骨が隆起しているのです。

歯ぎしりのひどい人は歯医者さんで、歯ぎしりから歯を守るマウスピース（ナイトガード）を作ってもらうこともできますので、相談してみるといいでしょう。

遺伝で決まる！　歯周病になりやすい人　虫歯になりやすい人

基本的に虫歯も歯周病も生活習慣が原因ですが、遺伝が多少は関係していることもあります。

それは、**「唾液《だえき》が酸性かアルカリ性か」**です。人によって、酸性度の強い人もいれば、アルカリ性の人もいますが、これは遺伝で決まっています。

そして、酸性度の強い唾液の人は、歯が溶けやすいので虫歯になりやすいのです。

逆に、アルカリ性の人は虫歯になりにくいと言えます。

実際、「歯磨きをしたことがないけれど、虫歯になったことがない」と言う人はたくさんいますが、こういう人は唾液がアルカリ性なのです（と言っても、甘いものばかり食べていたら当然、虫歯のリスクは高くなります）。

ところが、唾液がアルカリ性だと、今度は歯石がたまりやすくなります。そのため、アルカリ性の人は、虫歯にはなりにくいけれども、歯周病にはなりやすいのです。

逆に、酸性の人は歯周病になりにくいと言えます。

歯が溶けても、すぐには虫歯にならない

次に、歯を失うワースト2の虫歯とは、口の中に存在している虫歯の原因菌が、食べ物のカスを分解して放出する酸によって、歯が溶けて穴があいてしまう歯の病気です。

口の中にはさまざまな菌が存在していますが、その中で虫歯の原因となるのはミュータンス菌です。

ミュータンス菌は食べ物や飲み物に含まれる糖分をエサとして増殖し、粘着性のあるプラーク（歯垢）を作って歯の表面に付着します。

そして、このミュータンス菌が作り出す酸の作用によって、プラークが付着している歯の表面からカルシウムイオンやリン酸イオンが溶け出すわけですが、この現象を**「脱灰《だっかい》」**といいます。

じつは、脱灰が起こっても、すぐに虫歯になるわけではありません。

唾液には酸を中和する働きがあるため、唾液の働きによって、溶け出したカルシウ

図10　脱灰と再石灰化の関係

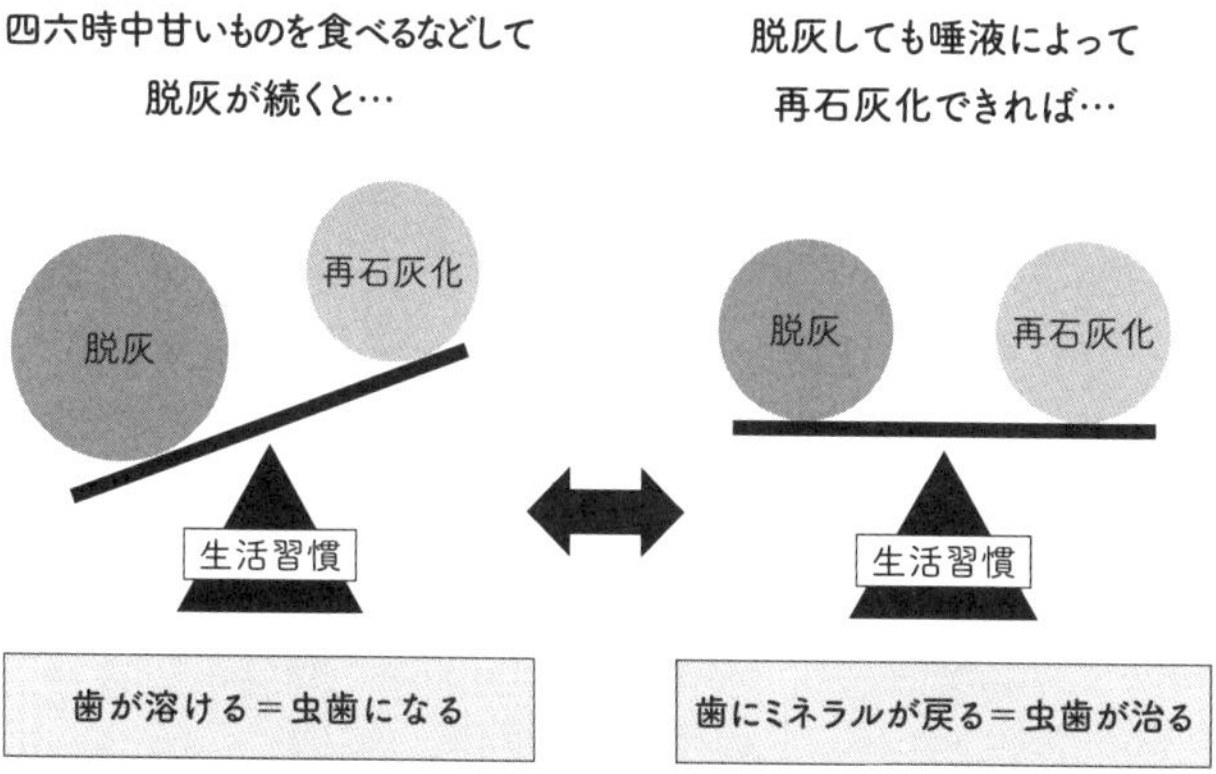
四六時中甘いものを食べるなどして
脱灰が続くと…
脱灰
再石灰化
生活習慣
歯が溶ける＝虫歯になる
脱灰しても唾液によって
再石灰化できれば…
脱灰
再石灰化
生活習慣
歯にミネラルが戻る＝虫歯が治る

ムイオンやリン酸イオンが歯に戻るのです。

これを「**再《さい》石《せっ》灰《かい》化《か》**」といいます。

したがって、脱灰と再石灰化のバランスが保たれている限り、虫歯になることはありません。

しかし、ちょこちょこ甘いものをとるなどしてこのバランスが崩れ、脱灰が持続した状態が続くと、歯の表面に穴があいて虫歯になるのです（図10）。

Column⑦ 虫歯の4大原因は「細菌」「糖」「歯質」「時間」

虫歯になる原因は4つあります。虫歯を予防するためには、何か1つの対策を取るだけでなく、これら4つの原因に対応した予防法を行っていく必要があります。

1つ目は**「細菌」**。ミュータンス菌が作り出す酸の作用によって、歯の表面が溶け出す「脱灰」状態が長く続き、虫歯になります。

2つ目は**「糖」**。糖はミュータンス菌のエサになります。食事の糖分はさほど問題ありませんが、悪いのは白砂糖で、これがたくさん入ったお菓子や飲み物は歯の大敵です。

3つ目は**「歯質」**。虫歯になりやすいのは「乳歯や生えたての永久歯」「汚れが残りやすい歯並びが悪い歯」「カルシウム分の少ない歯」「奥歯の噛み合わせ面の溝が深い歯」です。

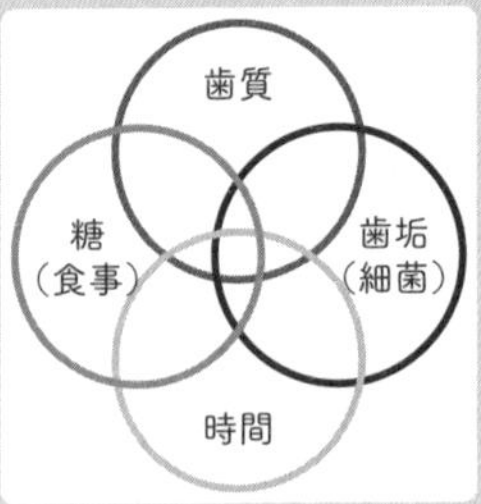

4つ目は**「時間」**。口の中に砂糖（糖分）が滞留している時間が長いもの、たとえばアメなどを食べたり、四六時中何かを食べたり飲んだりしていると、口の中が長時間、酸性状態になりますので、虫歯になりやすくなります。

また、寝ている間は唾液が出ないため、夜寝る前に食べたり飲んだりすると、唾液による再石灰化ができず、虫歯になりやすくなります。

5章

実践① 虫歯菌を寄せつけない生活習慣

虫歯から歯を守るためにやるべき3つのこと

ここからは虫歯にならないために、自分でできることを紹介していきます。

1つ目は、**虫歯菌の繁殖**を防ぐことです。

虫歯は細菌による感染症です。もともと生まれたての赤ちゃんの口の中には、虫歯菌は存在していません。しかし、その後、多くの赤ちゃんが、虫歯菌を持っている母親などの身近な大人から感染し、虫歯になりやすくなります。

感染の原因は、大人が自分で噛んで柔らかくした食べ物を赤ちゃんにあげる行為や、自分の箸やスプーンで赤ちゃんに食べ物を与える行為です。赤ちゃんにスキンシップをしたり食べ物をフーフーしたりするのは問題ありません。

感染する場合は、だいたい1歳から3歳までに感染するケースが多く（「感染の窓が開く」と言います）、それを過ぎると感染のリスクは低くなるとされています。

ですので、これから出産される予定の方は、子どもに感染させないように十分な注意が必要でしょう。

では、すでに虫歯菌に感染してしまった人はどうすればいいのでしょうか？

ひとたび虫歯菌に感染してしまうと、虫歯菌を絶滅させるのは難しいと言われています。したがって、虫歯菌の繁殖を抑えることが重要なのです。

歯を守るためにできることの2つ目は、**口の中（口腔内環境）を常に正常な状態に保っておく**ことです。

3つ目は、**歯そのものを強くする**ことです。

以上の3つについて、この章で詳しく説明していきます。

片手に缶コーヒー、片手にタバコは、即刻やめるべき

では、虫歯菌の繁殖を防ぐには、具体的に何をすればいいのでしょうか？

その1つが、**虫歯菌のエサとなる糖分を口の中になるべく入れないこと**です。

虫歯菌は食べ物の磨き残しの中にある糖分を栄養源として繁殖します。

したがって、口の中から糖分をなくしてしまえば、虫歯菌のエサがなくなり、虫歯菌の繁殖を防ぐことができるわけです。

じつは、普段の食事にも糖分は含まれていますが、普通に3度の食事をしているだけでは、虫歯になる確率はそれほど高くはありません。なぜなら、そうした食事では、唾《つば》が出るからです。また食事の後は歯磨きをする人も多いので、虫歯のリスクはそれほど高くないのです。


問題はお菓子と飲み物です。

お菓子やジュースをとってすぐに歯磨きする人は、なかなかいません。そして、これらの糖は、ご飯のようなでんぷんと違い砂糖です。砂糖はショ糖と言い、二糖類なので、分子量が小さく、腸管から吸収されやすく、血糖値もすぐに高くなります。

血糖値が高くなれば、人は満腹感・満足感を感じます。その結果、「おいしかった」

「満足した」「また買おう！」となり、毎日のように食べたり飲んだりするようになります。まさしく食品会社の思惑通りというわけです。私はこれを**「砂糖中毒」**と呼んでいます。

たとえば、一般的なアイスクリーム（４７３㎖）に、どれだけの砂糖が入っているのか、ご存じですか？

じつは、84グラムも入っているのです。これだとピンとこない人もいるかもしれませんが、角砂糖に換算すると、なんと約21個分に相当する量なのです。

また、一般的な清涼飲料水（３５０㎖）にも、砂糖は36グラムも含まれています。これは角砂糖約10個分です。

あなたはコーヒーや紅茶を飲むとき、砂糖をどれくらい入れますか？入れない人もいると思いますが、入れるという人でも、角砂糖だとおそらく1個か2個くらいではないでしょうか。それを考えると、先ほどの砂糖の量がどれだけ多いかわかるでしょう。

缶コーヒー1本の中にも、角砂糖5個分が入っています。

図11　お菓子に含まれている砂糖（例）

菓子名	重量（g）	砂糖（g）	菓子名	重量（g）	砂糖（g）
カステラ	1切れ 50	19	キャラメル	1粒 4	1.4
シュークリーム	1コ 60	7.2	ドロップ	1コ 3	1.7
あんパン	1コ 70	15.4	チューインガム	1枚 3	1.2
クリームパン	1コ 75	18	ビスケット（ハード）	1枚 7	1.2
ジャムパン	1コ 70	17.5	マシュマロ	1コ 5	2.3
ショートケーキ	1コ 100	33	甘納豆	1粒 3	1.1
最中	1コ 40	13.6	チョコレート（板チョコ）	1かけ 3	1.6
カップケーキ	1コ 50	14	かりんとう	1本 5	1
芋かん	1切れ 30	15	乳酸菌飲料①	1杯 40	21.9
バウムクーヘン	1コ 50	13	炭酸飲料	1杯 200	20.6
プリン	1コ 100	13	乳酸菌飲料②	1本 65	35
アイスクリーム	1コ 180	45	ヨーグルト	1びん 100	16.9

たくさん砂糖が入っているほうが、血糖値の上昇が早いので、満足感が大きく、また買おうとなり、習慣的に毎朝1本という人も多くなるのですが、これを私は**「缶コーヒー中毒」**と呼んでいます。

さらに言うと、おそらく朝食抜きで「片手に缶コーヒー、片手にタバコ」という姿を駅前などでよく見かけますが、甘い缶コーヒーは虫歯と糖尿病に、タバコは歯周病につながるので、歯医者からすると、これは大変危険な生活習慣です。即刻やめるべきです。

ほかにも、洋菓子、スナック菓子のジ

ャンルを問わず、ほぼすべてのお菓子には砂糖が含まれています（図11）。ですので、普段からこのようなお菓子をよく食べていると、虫歯になる確率が高まるのは当然と言えるでしょう。

お菓子をちょこちょこ食べている子は、我慢ができない子になる

子どもが泣いているとアメを与えて泣きやませようとする親をときどき見かけますが、歯医者という立場からすると、この行動はあまり良い行動とは言えません。

「え？　でも甘いものを食べると、機嫌がよくなるのに……」と思いますか？

しかし、甘いお菓子で一時的に泣きやんだとしても、またすぐに機嫌が悪くなりやすいのが、お菓子です。

甘いものが体に入ると、一気に血糖値が上がります。しかし、体は血糖値をコントロールしようとするので、その反動で今度は一気に血糖値が下がります。このように血糖値が乱高下すると、子どもは機嫌が悪くなるのです。

患者さんを見ていると、お菓子をちょこちょこあげているご家庭の子はかんしゃくを起こしやすく、我慢ができません。お菓子を減らすように指導すると、かんしゃくを起こしにくくなることがわかります。

また、まだまだ大丈夫と思うかもしれませんが、長きにわたる甘いものの摂取は糖尿病につながります。子どものころから、甘いものは限定したほうが良いです。

話を戻すと、ひとくちにお菓子といっても、虫歯になりやすいお菓子と虫歯になりにくいお菓子があります。

その違いは何かというと、**口の中に留まっている時間が長いか短いか**ということと、**歯にくっつきやすいかどうか**です。

その点、アメやドロップは長時間、口の中にありますし、キャラメルやヌガー、チョコレートは歯にくっつきやすいお菓子なので、虫歯になる可能性が高いのです。

逆に、おせんべいは、噛むと粗く砕けて、歯にくっつかずにすぐに飲み込むので、虫歯になるリスクが低いのです。

図12　虫歯になりやすいお菓子、なりにくいお菓子

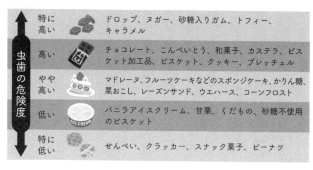

虫歯の危険度	お菓子
特に高い	ドロップ、ヌガー、砂糖入りガム、トフィー、キャラメル
高い	チョコレート、こんぺいとう、和菓子、カステラ、ビスケット加工品、ビスケット、クッキー、プレッチェル
やや高い	マドレーヌ、フルーツケーキなどのスポンジケーキ、かりん糖、粟おこし、レーズンサンド、ウエハース、コーンフロスト
低い	バニラアイスクリーム、甘栗、くだもの、砂糖不使用のビスケット
特に低い	せんべい、クラッカー、スナック菓子、ピーナツ

市販のお菓子を選ぶなら、歯にくっつきにくく虫歯になりにくいものを選ぼう！

（出典：「子どもの虫歯と予防」日本大学小児科「市販のお菓子のう蝕誘発能による分類」）

したがって、虫歯にならないためには、子どもにアメを与えるのではなく、おせんべいを与えたほうがいいということになるでしょう。しかし、おせんべいにも砂糖が入ってることが多いので血糖値は急上昇しやすいです。

理想は、お菓子ではなく、おにぎりを与えることです。

また、お子さんに果物を与える人も多いでしょう。果物にも糖は入っていますが、お菓子に比べると少ないですし、恒常的に食べるものでもありませんので、食後のデザートとして食べている分には、それほど気にしなくてよいでしょう。

ただし果物のジュースは別です。果汁100%であっても濃縮還元されて糖分が増えていることもありますし、ビタミン、ミネラル、食物繊維も、フレッシュ果物と比べたらずっと少ないからです。清涼飲料水と変わらないので、歯にはよくありません。

歯医者が、自分の子に歯磨きをさせなかった結果……

結局、砂糖を多く含むお菓子類を食べないようにすれば、虫歯になる確率は大幅に下がります。

ある歯医者が、自分の子ども4人にある実験をしました。

小学校卒業まで、まったく歯磨きをさせなかったのです。

その結果、どうなったでしょうか?

驚くべきことに、虫歯はできなかったのです。なぜなら、砂糖の入っているお菓子をほとんど食べさせなかったからです（『子どものむし歯予防は食生活がすべて』黒沢誠人・幕内秀夫著／風涛社）。

当院でも、子どもに虫歯ができると、「歯を磨かなかったから」と親が子どもを叱る姿を見かけます。

そんなとき、私はお母さん、お父さんに次のように言います。

「アフリカにいるゾウやシマウマは歯磨きをしなくても虫歯にはなりません。しかし、動物園にいる動物は虫歯になります。なぜでしょう？」

答えは、動物園の動物はお客さんがお菓子をあげるから、です。

どうしても甘いものの間食がやめられないという人に提案したいのは、**間食をするなら時間を決めて食べる**、ということです。そして、食べた後は、**食べ物のカスが口の中に残らないように、必ず歯磨きをする**ことです。

そうしない限り、いくら虫歯の治療をしても、また虫歯になります。

夜寝る前にガムを噛みなさい

もう1つ、虫歯菌の繁殖を防ぐ方法として、私が推奨しているのは、ガムを噛むということです。

ひと口にガムと言っても、いろんなガムがあるわけですが、私がおすすめするのは、**砂糖が入っていないシュガーレスのもので、しかもキシリトールが入っているガム**です。

まず、アメと違い、**ガムには歯についた食べカスを取ってくれる効果があります。**また、噛むことで脳を刺激します。

ですので、食後や甘いものを食べた後に、砂糖の入っていないガムを噛むこともおすすめです。受験生には特におすすめです。

次に、**キシリトールには虫歯菌の活動を弱める効果がある**からです。

キシリトールとは、糖アルコールの一種で天然の砂糖（ショ糖）の代用甘味料です。天然のものなので、多くの野菜や果物にも入っていますが、ガムに使われているキシリトールは白樺やトウモロコシの芯を加工して作られたものです。

キシリトールは甘味料であるため、砂糖と分子構造が似ています。そのため、虫歯菌は砂糖と間違えてキシリトールを摂取するのですが、虫歯菌はキシリトールを分解できないので、酸を作り出せず、そのために虫歯ができないというわけです。

しかも、それだけでなく、キシリトールを摂取した虫歯菌は下痢のような状態になるので、虫歯菌の活動を弱める効果もあるのです。

最後に、なぜ夜寝る前がいいのかということですが、その理由は**ガムを噛むと唾液が出る**からです。

唾液には、酸で溶けた歯を元に戻す再石灰化の働きがあることは前にも書いた通りですが、じつは夜寝ている間は唾液の分泌が少なくなります。

そのため、虫歯は夜できやすいのですが、夜寝る前にガムを噛んで唾液をたくさん出しておくと、寝ている間に唾液が歯を守ってくれるのです（唾液については別の項目で詳しく説明します）。

以上のことから、私は患者さんたちに、甘いものを食べたり飲んだりした後や、夜寝る前にキシリトール配合のシュガーレスガムを噛むことをおすすめしているのです。

スポーツドリンクやワインは虫歯になりやすい

口の中には虫歯菌のような悪い菌だけでなく、口腔内環境のバランスを正常に保ってくれる常在菌が存在します。

そして、その常在菌が力を発揮することで、自己治癒力が高く保たれているのですが、口腔内環境が悪化すると常在菌が力を発揮できなくなり、虫歯などのトラブルが発生しやすくなるのです。

図13　食事と口中の酸性度の関係

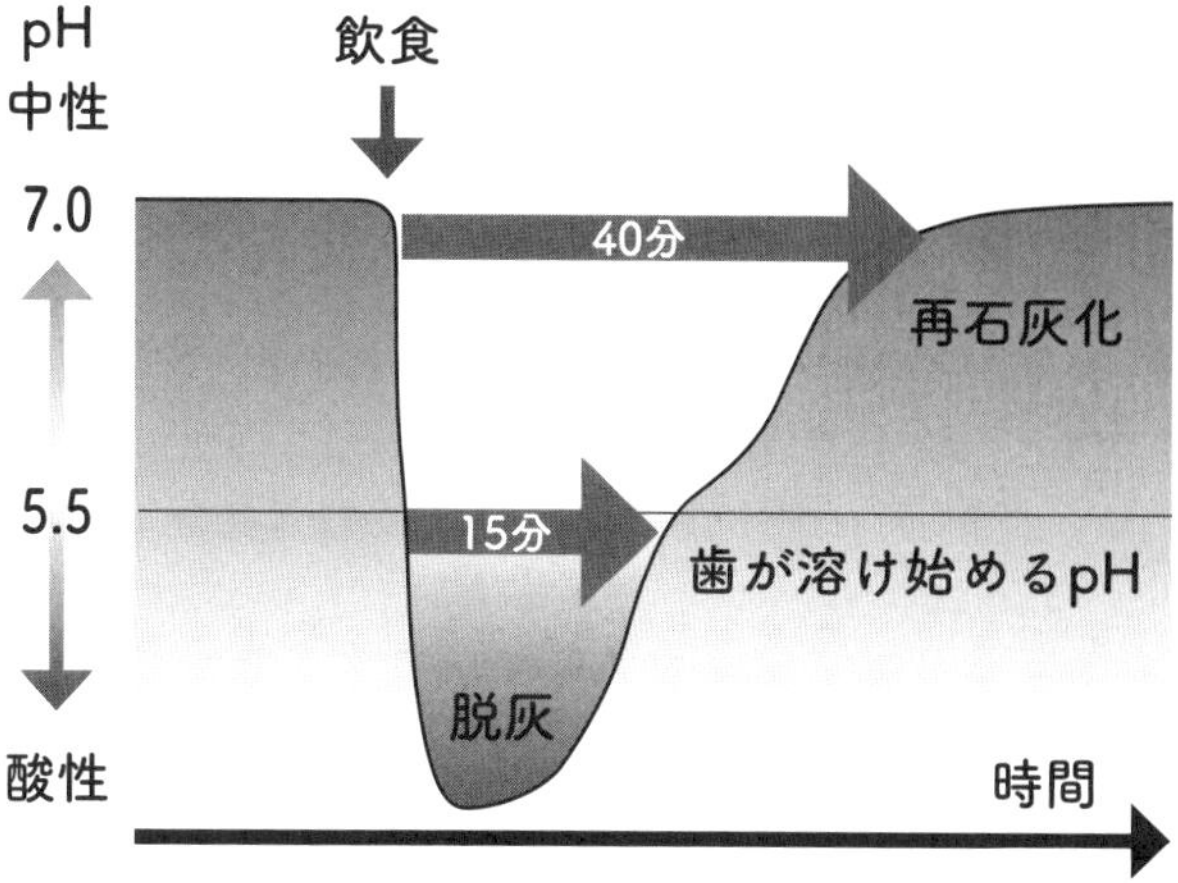

口腔内環境を正常に保つためには、**「長時間、口の中を酸性の状態にしない」「唾液の分泌をよくする」「歯磨きをきちんとする」**などが挙げられます。

通常、私たちの口の中は、ほぼ中性（pH《ペーハー》6・9〜7前後）に保たれているのですが、食事をするとpH値が下がり、口の中が酸性状態になります。

そして、pH値が5・5以下になったあたりから、歯の表面を覆っているエナメル質が溶け始め、虫歯になりやすくなってしまうのです（図13）。

もちろん、口の中が酸性状態になってしまっても、唾液（弱アルカリ性のpH7・

図14　口の中を長時間、酸性にしてしまうと…

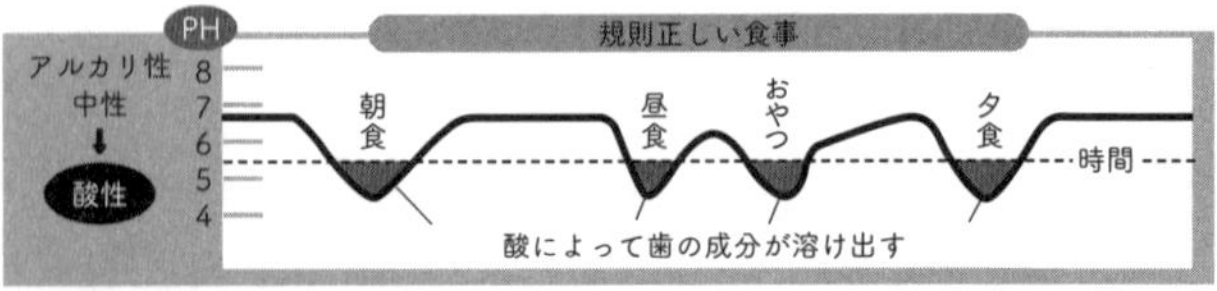

酸性になっている時間が少ないので、唾液が歯を再石灰化する時間がしっかり確保されている。

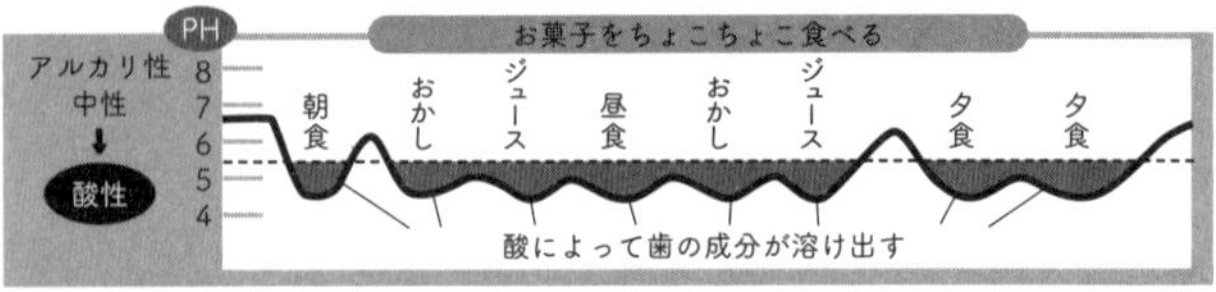

唾液が歯を再石灰化する時間が確保されていないので、虫歯になりやすい。

2）が酸を中和してくれるので、すぐに虫歯になることはありません。

しかし、酸性度の強い炭酸飲料などを頻繁に飲んだり、一日中ダラダラとお菓子などを食べたりしていると、唾液による酸の中和が間に合わなくなってしまいます。甘いものを食べると口の中が酸性になります（図14）。

その結果、酸性状態が続き、歯のミネラル質（カルシウムやリン）が溶け出し（脱灰）、歯に穴があいた状態である虫歯ができてしまうというわけです。

だからこそ、**「口の中を長時間、酸性状態にしないこと」が、虫歯から歯を守**

図15　飲料水の酸性度

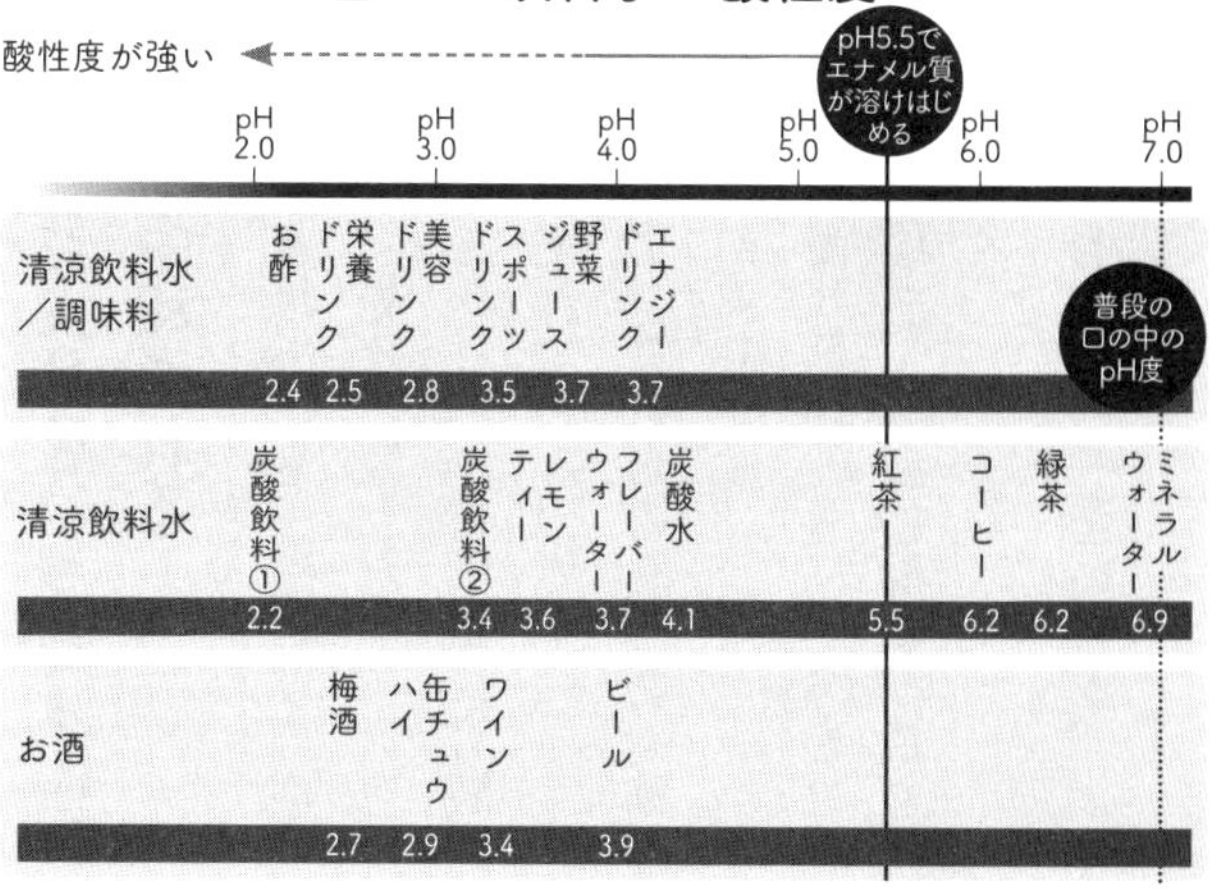

（出典：東京医科歯科大学う蝕解剖学教室）

るのです。

ちなみに、清涼飲料水も、ほとんどが酸性です。意外なところでは、スポーツドリンクやワインも、じつは酸性度の高い飲み物なのです（図15）。

しかも、前述したように多くの清涼飲料水には、砂糖がたくさん入っていますので、歯のことを考えれば、酸性度の強い清涼飲料はできるだけ控えたほうがいいでしょう。

水や日本茶なら中性に近いので、まったく問題はありません。特に日本茶は、後述するようにフッ素が入っています。

アルカリ性食品をいっしょに摂れば、口の中が中和される！

清涼飲料水以外にも、酸性度の高い食べ物はたくさんあります。

たとえば、先ほど触れたワインをはじめ、ビールや酎ハイなどのお酒類もそうです。

また、レモンなどの柑橘類にも酸が含まれていますし、マヨネーズやドレッシングにも酸が含まれているのです。

したがって、これらの食べ物や飲み物をよく摂取している人は、歯がもろくなっている可能性があります。

そのような状態のときに、歯をゴシゴシと強く磨いてしまうと、エナメル質が削り落とされてしまうこともあるので注意が必要です。

そこで、おすすめしたいのが、**よく噛んで唾液を出して、口内の酸を中和すること**です。

また、酸性食品を摂取するときは、アルカリ性食品も同時に摂取しましょう。

主なアルカリ性食品は、次の通りです。

・野菜全般
・芋類
・海藻類
・豆類
・果物（イチゴやドライフルーツなど、一部の果物類は酸性）
・種子類

パンとご飯、どちらが歯に悪いか？

パンとご飯（白飯）を比べた場合、どちらが歯に悪いと思いますか？

正解は、パンです。パンは小麦を細かくした小麦粉が原料ですが、ご飯は米を水だけで炊いたものです。ですので、パンのほうが粒子が細かく、歯にくっつきやすいので、虫歯になりやすいのです。

しかも、パンには、甘いジャムや砂糖の入ったコーヒーやジュースが付くことが多いのに対し、ご飯に付くものは味噌汁や魚の干物などです。

簡単に言えば、日本に古来からある食べ物（カタカナではないもの）であれば、虫歯になりにくいのです。

素材の見える食事が良く、できるだけ手を加えていないもので、添加物も少ないものがいいでしょう。

たとえば、ハンバーグよりは焼肉、フランス料理よりはイタリア料理、麺類よりはおにぎりです。

さらに、健康・料理評論家の幕内秀夫先生の『粗食のすすめ』（新潮社）にあるように、日本食は全身の健康にも良く、世界中で日本食が広がっています。

幕内先生は同書の中で、

①ご飯はきちんと食べる
②穀類は胚芽米や玄米など未精製のものにする
③副食は野菜中心にする
④みそ汁、漬物、納豆など発酵食品は毎日食べる
⑤白砂糖の入った食品は避ける

などをすすめています。

もちろん、歯の健康にも良いのです。

子どもは食事中に水分をとらないで

口腔内環境を正常に保つために欠かせない存在が、「唾液」です。

唾液には、歯の表面についた汚れを洗い流したり、虫歯原因菌の出す酸を中和したりする働きのほかに、これまで何度も述べてきたように、溶け出した歯を元に戻す再石灰化の働きもあります。

したがって、**唾液の分泌を良くすることが、歯を守るためには重要**なのです。


では、唾液の分泌を良くするにはどうすればいいのでしょうか?

まず、噛む必要のない柔らかいものばかり食べたりしていると、唾液の分泌が悪くなりますので、注意しましょう。

そして、みなさんご承知とは思いますが、やはり「よく噛む」ことです。

また、先ほど説明したように、キシリトール入りのガムを噛むことも、唾液の分泌を良くする効果があります。


意外かもしれませんが、**食事の最初から食卓に飲み物を出しておくこともよくありません。**

なぜなら、飲み物があると、食べ物をよく噛まずに流し込んでしまうからです。特に子どもは唾液がたくさん出ますので、飲み物は原則不要です。水分は、食事の前か後にとりましょう。

たまに食事の最初からコーラやジュースを飲んでいる人を見かけますが、これは歯にも身体にもよくありませんのでやめたほうがいいでしょう。

飲み物を飲むなら、食後に日本茶で口の中をゆすぐのをおすすめします。ゆすぐことで歯についた食べカスを洗い流せますし、日本茶にはフッ素が多く含まれ、歯を強くする「フッ素塗布」と同じ効果もあるからです。

さらに、テレビを見ながらとか、本を読みながらのように、何かをしながら飲食するのも、唾液の分泌が少なくなりますので避けてください。

家族や仲の良い友人、知人と楽しく食事をすると、唾液の分泌や消化もよくなりますよ。

マッサージで唾液の分泌を促進する

唾液の分泌を良くするためのもう1つの方法は、唾液腺をマッサージすることです。

顎下線の刺激の仕方

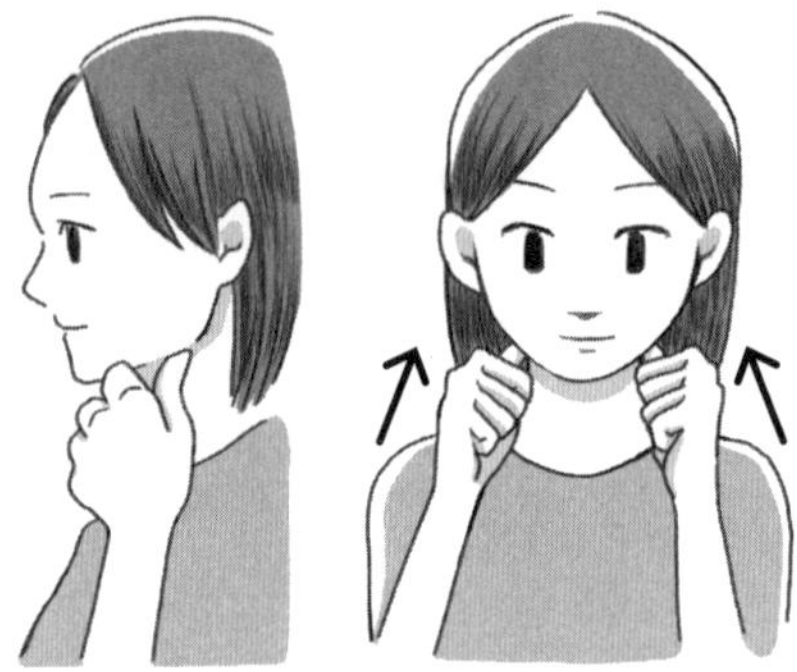

①アゴの骨の内側に親指を当て、耳の下からアゴの下までを3～4か所に分けて、うしろから前に5回くらいずつゆっくり押す。

唾液腺マッサージには、次の3つの方法があります。

3つすべてを行うと効果的ですが、どれか1つでもかまいませんので、ぜひやってみてください。

①顎下腺を刺激する

アゴの骨の内側のやわらかい部分にある顎下腺《がっかせん》に両手の親指を当て、耳の下からアゴの下まで、3～4か所に分けて、ゆっくりと5回くらいずつうしろから前に順番に押していきます。

耳下腺の刺激の仕方

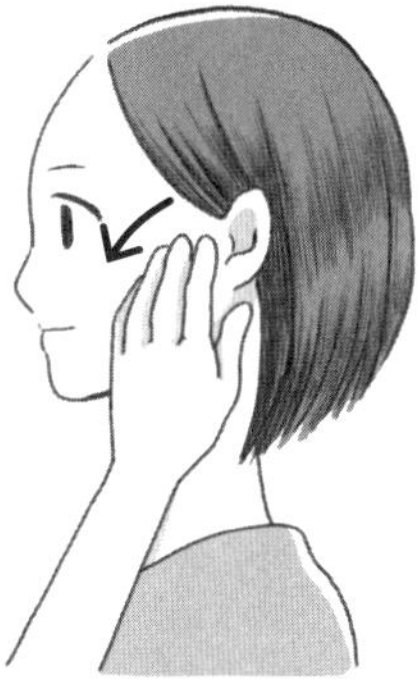

③耳の前付近に親指以外の指を当て、前方向に向かって指全体で10回ほどやさしくなでる。

舌下腺の刺激の仕方

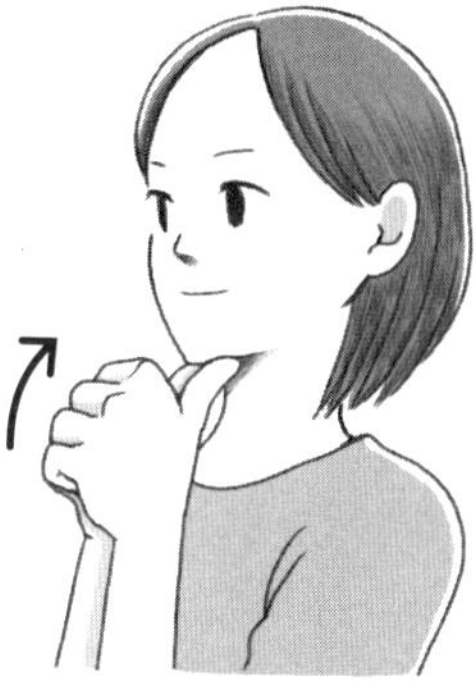

②アゴの先端の内側のくぼみに親指をそろえて当て、10回くらいゆっくり押し上げる。

②舌下腺を刺激する

アゴの先端部分の内側のくぼみにある舌下腺《ぜっかせん》に両手の親指をそろえて当て、10回くらいゆっくり押し上げます。

③耳下腺を刺激する

耳の前付近にある耳下腺《じかせん》に親指以外の指を当て、前方に向かって指全体で10回ほどやさしくなでます。

唾液腺マッサージは即効性がありますので、唾液の量が少ないと感じたら、ぜひ試してみてください。

口呼吸は免疫力を下げる

口腔内環境を正常に保つには、唾液の分泌を良くするだけでなく、唾液の分泌が悪くなるようなことも避けなければいけません。

その1つが、口呼吸《くちこきゅう》をしないことです。

口呼吸をすると、口の中が乾燥してしまい、唾液の量が減ってしまいます。すると、唾液による再石灰化が行われない状態が長時間続くことになるため、虫歯になるリスクが高まるのです。ほかにも口呼吸は免疫力を下げるので、いろんな病気のもととなります。**口呼吸も万病のもと**と言えます。

したがって、口呼吸ではなく、鼻呼吸《はなこきゅう》にすることです。

最近、口が閉じない「ぽかん口《ぐち》」の子どもが増えていますが、そういう子どもたちは鼻呼吸ができていないケースが多いようです。

口呼吸を鼻呼吸に変えるには、まず口を閉じて、鼻で呼吸をしてみてください。

鼻が詰まって呼吸ができない人は、鼻を温めてみてください。温めると血行が良くなって鼻詰まりが解消されることがあります。それでもまだ鼻詰まりの状態が続くようなら、一度、耳鼻科で診てもらったほうがいいでしょう。

意識すれば、鼻で呼吸できる人は、口呼吸が癖になっていると考えられますので、意識して鼻で呼吸するように努力してみてください。

上下の唇を止めて強制的に口を閉じるテープや、アゴが開かないようにするフェイスサポーターといった口呼吸の予防グッズも販売されていますので、そのようなグッズを利用してみるのもいいでしょう。

やってみよう！「あいうべ体操」

口呼吸をやめて鼻呼吸へと変える効果的な口の体操を紹介しておきましょう。

その体操とは、医師の今井一彰先生が提唱されている「あいうべ体操」です。

この体操は効果があるので、当院でも患者さんたちに積極的にすすめています。

図16　あいうべ体操

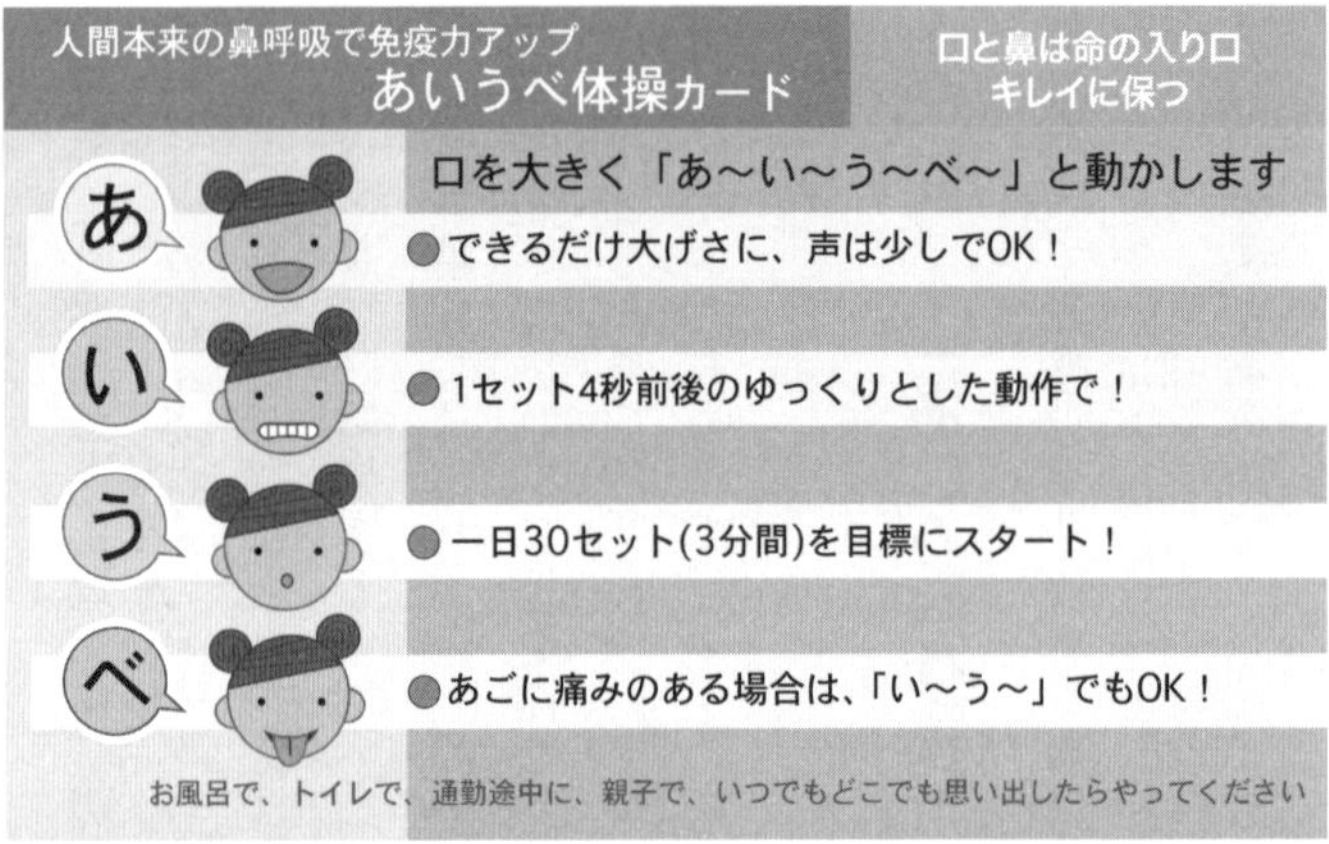
人間本来の鼻呼吸で免疫力アップ
あいうべ体操カード
口と鼻は命の入り口
キレイに保つ
口を大きく「あ〜い〜う〜べ〜」と動かします
あ
い
う
べ
●できるだけ大げさに、声は少しでOK！
●1セット4秒前後のゆっくりとした動作で！
●一日30セット(3分間)を目標にスタート！
●あごに痛みのある場合は、「い〜う〜」でもOK！
お風呂で、トイレで、通勤途中に、親子で、いつでもどこでも思い出したらやってください

- アレルギー性疾患（アトピー、喘息、花粉症、鼻炎）
- 膠原病（関節リウマチ、エリテマトーデス、筋炎、シェーグレン）
- うつ病、うつ状態、パニック障害、全身倦怠
- 腸疾患（胃炎、大腸炎、便秘、痔）
- 歯科口腔（ペリオ、ドライマウス、顎関節症、虫歯、歯列不正）
- その他（イビキ、尋常性乾癬、高血圧、腎臓病、風邪など）

あいうべ体操について詳しく知りたい方は公式サイトへ

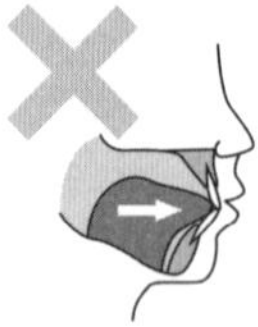
舌が下がっている

・ベロの位置は上あごにピッタリ！
・ため息は厳禁！
・ベロは「あいうべ体操」で！
・足指は「ゆびのば体操」で！
・どちらもしっかり伸ばして健康に！

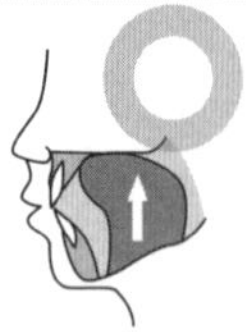
適正な舌の位置

■**あいうべ体操のやり方**

口を大きく開けて「あ〜い〜う〜べ〜」と4秒前後かけてゆっくり動かします。

できるだけ大げさに動かしますが、声は小さめでかまいません。

これを1日30回（3分間）、もしくは10回×3セットを目標にして行いましょう。

歯磨き後は、すすぐのは3回まで

虫歯は、歯の表面を覆っているエナメル質が酸によって溶かされて起こることは前にも述べた通りです。

しかし、歯の表面を強くすれば、そう簡単に溶けることはなくなりますので、虫歯予防になるというわけです。

そのための具体的な方法は、**歯にフッ素を塗る**ことです。

フッ素とは、自然界に存在する元素の1つで、お茶や海産物や農作物など多くの食品に含まれています。

フッ素には歯の質を強くする効果があります。

アメリカ人はコーラなどの炭酸飲料をよく飲んでいるイメージがあると思いますが、意外と虫歯になる人が少ないのは、アメリカでは水道水にフッ素が入っているからです。

ちなみに、日本では残念ながら水道水にフッ素は入っていません。

では、日本人はどうやってフッ素を歯に塗ればいいのでしょうか?

いちばん簡単な方法は、毎日歯磨きをすることです。

最近は市販されている歯磨き粉のほとんどに、フッ素が配合されていますので、毎日歯磨きをするだけで、歯にフッ素が塗られることになるのです。

一度、ご自分がお使いの歯磨き粉を見てみてください。もし入っていないようなら、フッ素入りの歯磨き粉に変えたほうがいいでしょう。

なお、歯磨きをした後、何度も何度も口をゆすぐ人がいますが、これはいただけません。

何度もゆすいでしまうと、せっかく歯についたフッ素が取れてしまいますので、**ゆすぐのは多くても3回くらいにとどめる**ようにしてください。

ガムが歯の再石灰化を促す！

先ほどキシリトール入りのガムを噛むと虫歯の予防になるという話をしましたが、じつはもう1つ、虫歯予防に効果のある成分が入ったリカルデント入りガムが出てきました（ガムも進化しています）。

リカルデントとは、牛乳のタンパク質の一種で、無味無臭の天然由来成分です。そして、このリカルデントには、溶け出したエナメル質を修復してくれる再石灰化の働きがあるのです。

砂糖の代わりにキシリトールのガムが出てきて、さらには再石灰化を促進するようなガムも出てきたということです。

また、当院では牛乳アレルギーを心配して、ジャガイモ由来の成分でできている「ポスカ・エフ」（歯科医院専売品。ネットでも買えます）を販売しています。このガムも唾液中のカルシウムイオンとフッ素（フッ化物イオン）の濃度を高める効果がありますので、再石灰化を促してくれます。

6章

実践②　歯周病から歯を守るための生活習慣

食後すぐに歯を磨くのは良い？　悪い？

この章では、歯周病対策についてお話しします。

歯周病から大切な歯を守るためにやるべきことは、大きく分けて3つあります。


1つ目は、正しいブラッシングをすることです。

歯周病の原因は、前にも書いたように、歯垢の中に住んでいる歯周病菌が出す毒素です。これによって歯肉が傷つけられ、炎症を起こすことで歯周病になるのです。

ですから、歯周病予防の第一は、毎日きちんと歯磨きをして、歯についた歯垢をこまめに取り除くことです。

「食後すぐに歯を磨くのはよくない」と言う人もいます。

この考えの根拠は、食後すぐは口の中が酸性状態になっているので、そのときに歯ブラシで歯をゴシゴシやると歯に傷がつくからというものです。

確かにそういうことはあるかもしれませんが、それは顕微鏡レベルの話なのであまり気にしなくてもいいと思います。

それよりも、時間が経つと歯磨きをするのを忘れてしまう可能性がありますので、忘れないうちに歯磨きをしたほうがいいのです。

2つ目は、**歯周病を進行させるような悪い生活習慣を改めること**です。

具体的には、間食、タバコ、ストレス、不規則な生活、歯磨きをしないといった悪い生活などです。

そして3つ目は、**定期的に歯医者さんで歯垢や歯石を取ってもらうこと**です。

歯と歯肉の間の歯周ポケットの奥のほうにたまった歯垢は、歯ブラシだけではなかなか取れませんし、歯垢が歯石になると、これも歯ブラシだけでは取れませんので、歯医者さんに行って取ってもらうことをおすすめします。

歯ブラシの毛先は、山切りではなく、ストレートで

あなたはどのようなやり方で歯を磨いていますか？

いろんな患者さんに話を聞いてみると、意外とみなさん、間違った磨き方をしているものです。

では、正しい磨き方とはどのようなものでしょうか。

まず、歯周病予防のための歯磨きの目的ですが、それは歯周ポケット（歯と歯肉の間）にたまった歯垢《しこう》（細菌の塊）をかき出すことです。

したがって、歯ブラシはヘッド（毛の植わっている部分）の小さなものがベストです。なぜなら、小さいほうが小回りがきくので磨きやすいからです。

毛の硬さは、「硬め」だと歯や歯肉を傷つけてしまうことがあるので、「ふつう」がおすすめです。

また、毛先の形は、いわゆる「山切りカット」のものではなく、オーソドックスなまっすぐなタイプのほうが、歯周ポケットの歯垢をかき出すのに適しています。

次に、歯ブラシの持ち方ですが、鉛筆を持つように、親指と人差し指と中指の3本で軽く持ちます。

グーで握っている人もいるようですが、これだと力が入りすぎてしまうのですぐに毛が広がってしまうのと、歯ブラシの角度を変えにくいため、持ち方を鉛筆持ちに変えましょう。

124～125ページで、歯周病対策の歯の磨き方と、基本の歯の磨き方を説明します。

歯周病対策の歯の磨き方

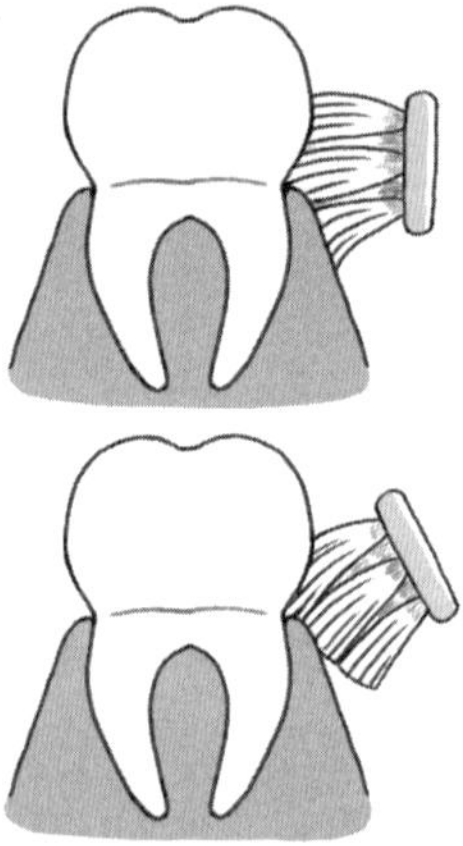

①歯と歯肉の間に、歯ブラシを45度か90度の角度で押し当て、毛先を歯周ポケットに入れる。

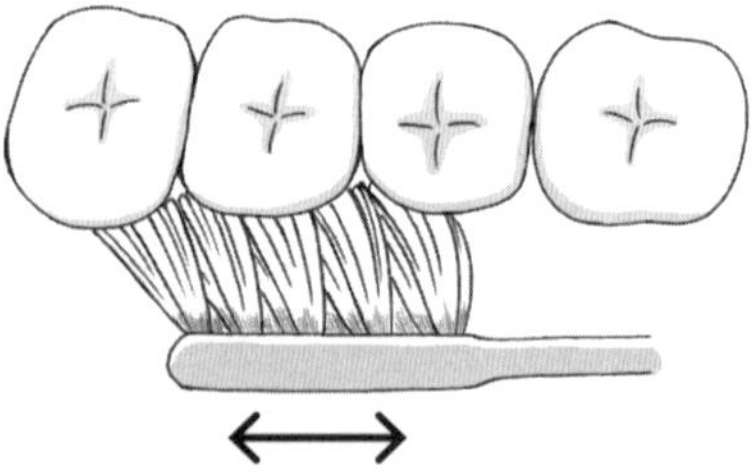

②毛先が歯周ポケットに入った状態で、45度の角度を維持したまま、歯ブラシを左右に小刻みに動かす。５ミリ程度の幅で、細かく往復させるのがポイント。

一度に磨こうと左右に大きく動かすと、かえって逆効果になるので注意！

基本の歯の磨き方

・奥歯

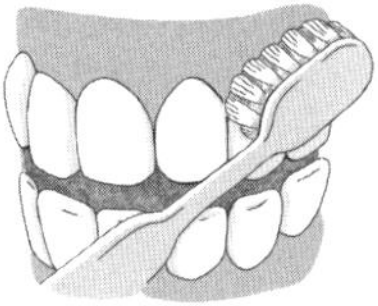

①上下とも外側は、口を閉じ加減にして、歯ブラシを横にし、歯並びに合わせて左右に動かして磨く。

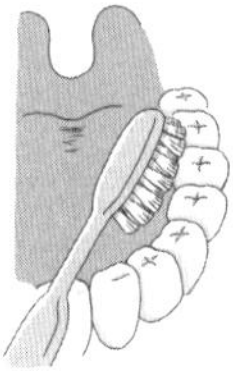

②内側は、口を大きく開いて、歯ブラシを斜めに入れて磨く。

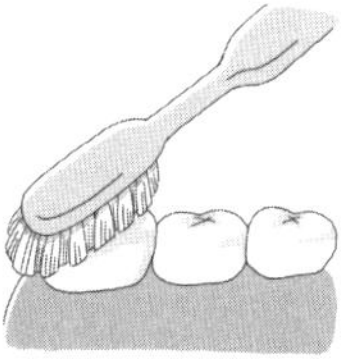

③奥歯の一番後ろは、歯ブラシの先端部の毛先を当てる。口を小さく閉じてぐいっと横から入れ、一番後ろの面を磨くようにすること。

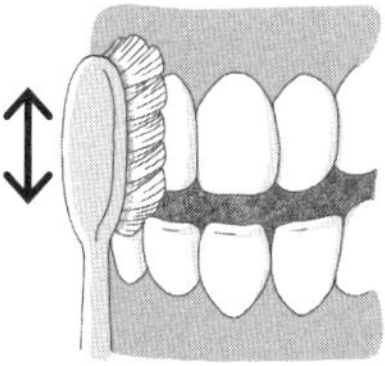

④歯並びがデコボコしているところは、歯ブラシを縦にして1本1本磨く。

・前歯

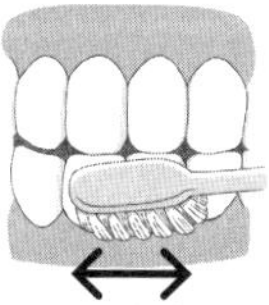

①上下とも外側は、歯ブラシを横にして、歯並びに合わせて左右に動かして磨く。

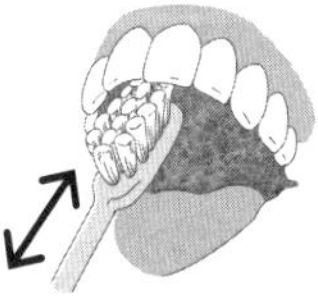

②上下とも内側は、歯ブラシを縦にして、先端部の毛先を使って磨く。

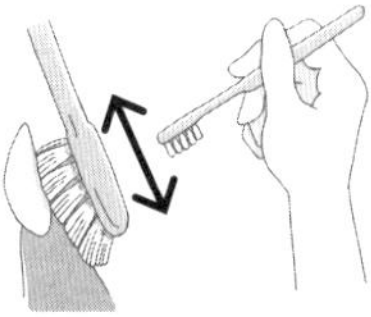

③下アゴの前歯の裏側は、歯ブラシをすくい上げるように持ち、歯肉を磨くようにする。

市販の歯の染め出し液を使うと、磨き残しがわかる

自分ではきちんと磨いているつもりでも、磨き残しはあるものです。

磨き残しがあると、毎日歯磨きをしていても歯垢が歯についたままですので、虫歯や歯周病のリスクを減らすことはできません。

そこで、あなたが普段行っている歯磨きのやり方で、磨き残しがどこにどれくらいあるのかを知っておく必要があります。

ただし、歯垢は歯の表面の色と同じなので、肉眼で見ただけでは、どこに歯垢が残っているのかわかりません。

そこで、おすすめしたいのが**歯垢染色剤**《しこうせんしょくざい》です。

歯垢染色剤とは、一般的には赤色の液体で、歯の表面についた歯垢を赤く染めるものです。

これを使って磨き残した部分を赤く染めることで、あなたの歯磨きの仕方のどこに

問題があるのかがわかります。
歯垢染色剤は歯科医院やドラッグストア、アマゾンなどでも簡単に入手することができますので、ぜひ入手してみてください。

歯垢染色剤は、次の手順で使用します。

①いつも通り歯磨きをする
②歯垢染色剤を綿棒で歯全体に塗る
③塗った後、２回ほど口を軽くゆすぐ
④歯と歯の間や、歯と歯肉の境目など、どこが赤く染まったのかを手鏡などでチェックする
⑤赤く染まった部分がなくなるまで歯を磨く
⑥赤く染まった箇所を覚えておき、次回からそこを念入りに磨くようにする

なお、歯垢染色剤を使うときには、洋服などにつかないように注意してください。

洗濯すれば落ちますが、汚れてもいい服を着るか、タオルなどをつけるようにしたほうがいいでしょう。

歯周病の原因は、菌だけではない

歯周病の予防には正しいブラッシングが欠かせないことは前述した通りですが、じつは時間をかけてブラッシングをしているのに歯周病になりやすい人もいれば、特に意識してケアをしているわけではないのに歯周病になりにくい人もいます。

では、歯周病に「なりやすい人」と「なりにくい人」には、どのような違いがあるのでしょうか？　先に唾液がアルカリ性の方は、歯周病になりやすいと申しましたが、他にもさまざまな要因があります。

ひと言で「こんな人がなりやすい」と言うことは難しいのですが、「こんな生活をしている人は歯周病になりやすい」とは言えます。

そこで、歯周病になりやすい人の特徴を9つ紹介しておきますので、該当するものがある人は、改めるようにしましょう。

■歯周病になりやすい人のチェックリスト

□歯磨きをしないで眠ってしまうことがよくある
□歯並びが悪い
□夜寝ているとき、歯ぎしりや食いしばりをしている
□鼻でなく、口で呼吸している
□ダラダラ間食が多い
□タバコを吸う
□歯医者さんにはトラブルがあったときだけ行く
□糖尿病にかかっている
□親が歯周病である

3つ以上当てはまる方は、特に注意して予防に励みましょう。

もちろん、1つの要因が直接的な原因というわけではなく、いくつかの要因が重なったときに歯周病のリスクが高まりますから、該当する項目が多い人ほど気をつけなくてはいけません。

①歯磨きをしないで眠ってしまうことがよくある

歯周病の原因となる歯周病菌を減らすには、毎日の歯磨きが欠かせません。

特に夜寝る前の歯磨きを丁寧にやらないと、眠っている間に歯周病菌が大量に繁殖し、歯周病の発症および悪化の原因になります。

ですので、夜寝る前に歯磨きをしていない人は、「夜、歯磨きをしてから寝る」という習慣をつけましょう。

中には、朝は歯磨きをしても、夜はしないという人もいるかもしれませんが、そういう人は夜も歯磨きをするようにしてください。どうしても1日1回しか歯磨きができないという人は、夜寝る前の歯磨きを優先するようにしましょう。

②歯並びが悪い

歯並びの悪い人も歯周病のリスクが高まります。というのは、歯が重なっていたりすると、歯ブラシが隅々まで届きにくく、歯垢が残ってしまうからです。磨き残しがあると、その部分から歯周病を起こす可能性があります。

歯列矯正をして歯並びを整えるのが最善ですが、先ほど紹介した正しい歯磨きの仕方をマスターして、磨き残しがないようにすることも重要です。

また、歯医者さんで磨き残しがなくなる磨き方の指導を受けるのもいいでしょう。

③夜寝ているとき、歯ぎしりや食いしばりをしている

歯ぎしりや食いしばりの癖があると、歯に異常な力がかかり続けるため、歯を支えている骨などの組織が弱り、歯周病が進行しやすくなります。

歯ぎしりや食いしばりがひどい人は、マウスピースで歯を保護することがで

きますので、歯医者さんに相談してみましょう。

④鼻でなく、口で呼吸している

口呼吸をしていると、口の中が乾燥して唾液が減り、唾液の洗浄・殺菌効果が失われてしまいます。そのため、歯周病が悪化するリスクが高くなります。

口呼吸をしている人は、前章で紹介したように、あいうべ体操や唇をとめて強制的に口を閉じるテープ、アゴが開かないようにするフェイスサポーターといった口呼吸の予防グッズを利用して、鼻呼吸ができるようになるよう心がけてみてください。

⑤ダラダラ間食が多い

歯周病の原因は歯の表面に蓄積した細菌の塊（＝歯垢）です。

ダラダラと間食することは、この歯垢を作り出す原因になりますので、極力歯の表面に歯垢をためないよう、ダラダラ間食には注意しましょう。

⑥タバコを吸う

タバコは歯周病にとっても大敵です。タバコに含まれるニコチンなどの有害物質が、末梢の血管を収縮させて歯肉の血液循環を悪くするほか、タール（ヤニ）が歯にこびりつくと、歯垢がつきやすくなります。

また、ヘビースモーカーの人は、非喫煙者に比べて5倍以上も歯周病の進行が速い、ということがわかっています。

したがって、歯と歯肉のためにも、禁煙をしたほうがいいでしょう。

⑦歯医者さんにはトラブルがあったときだけ行く

歯医者さんには痛みが出たり、詰め物などが取れたりしたときだけ行く、という人も多いですが、このタイプの人は高確率で歯周病にかかり、進行してしまいます。

たまる歯石を放置していると、みるみるうちに歯周病が悪化します。定期的に歯医者さんで歯石を取ってもらうことは、とても重要なのです。

⑧糖尿病にかかっている

前述しましたが、糖尿病にかかっている人は、特に注意が必要です。糖尿病は免疫力を低下させ、歯周病を発症・悪化させやすくするからです。

逆に、歯周病の人は糖尿病が悪化しやすいこともわかってきており、歯周病治療が糖尿病の改善のためにも効果があるとされています。

したがって、糖尿病にかかっている人は、きちんと治療をして早く治すようにしましょう。

⑨親が歯周病である

歯周病自体が遺伝することはありませんが、歯周病になりやすい要因は遺伝する可能性が高いと考えられています。

たとえば免疫力。歯周病は免疫力が低下すると発症リスクが高まりますので、生まれつき免疫力が低いと歯周病を招きやすくなります。また、糖尿病は、かかりやすい体質に遺伝的要素もあるとされます。

唾液のアルカリ性か酸性かについても、前述した通りです。

こうした理由から、歯周病と遺伝は無関係ではないと言えます。したがって、もしご両親のどちらかが重度の歯周病（歯槽膿漏）を経験している人、もしくは糖尿病だという人は、ご自身も重度の歯周病になるリスクがあると考えておいたほうがいいでしょう。

以上が、歯周病になりやすい人の特徴です。

あなたはいくつ当てはまりましたか？

大切な歯を歯周病から守るためにも、改められるものは今日から改めるようにしてください。

歯周病予防にせん切りキャベツ

食生活も歯周病と関係があります。

歯周病予防に効果のある食べ物もあれば、歯周病を悪化させる食べ物もありますので、ここで紹介しておきましょう。

まずは、歯周病予防に効果のある食べ物からです。

口の中にはもともとたくさんの細菌が存在していて、本来であればたとえ歯肉に細菌が侵入したとしても、免疫力によって歯肉の炎症を防ぐことができるでしょう。

したがって、**歯周病を予防するためには、そもそも、身体の免疫力を高めることが重要**なのです。

では、免疫力を高めるには、どんな食べ物がいいのでしょうか？

免疫力を高めるためには、納豆やヨーグルト、乳酸菌飲料（L８０２０乳酸菌などいろいろあります）などで腸内環境を整えることが効果的だと言われています。

さらに効果を高めるためには、ヨーグルトに果物をトッピングするのがおすすめです。果物や緑黄色野菜などに多く含まれるビタミンCは、あらゆる細胞を修復する力があります。

口の中も例外ではありません。ビタミンCは、歯肉の修復に高い効果を発揮します。口内炎にも効果がありますので、積極的にビタミンCを含む食材を摂取するようにしましょう。

虫歯になりにくい食べ物と同じで、繊維質の野菜、特にキャベツのせん切りはおすすめです。歯を掃除してくれて、かつ歯肉に適度な刺激を与えてくれます。

続いて、歯周病を悪化させる恐れのある食べ物についてです。

歯周病の最大の原因は細菌の塊である「歯垢（プラーク）」ですので、歯垢のもとになりやすい食べ物は避けるべきです。

食べると歯と歯の間に入り込んでしまうものや、歯にまとわりついて取れにくいもの、甘い糖分を多く含むものなどが、なりやすい食べ物として挙げられます。

前述したように、特にアメやチョコレート、キャラメルなどのお菓子や、ジュース類も避けたほうがいいでしょう。

どうしても食べたいときは、食後すぐに歯ブラシとデンタルフロスを使って念入りに歯磨きを行ってください。食後に温かいお茶などを飲んで、歯についた食べカスを落とすのも効果的です。砂糖の入っていないガムもおすすめですよ。

歯についた汚れをできるだけ早く落とし、歯垢が増えるのを防ぎましょう。

セルフケアとプロケアは車の両輪

歯周病予防には普段の歯磨きが欠かせませんが、どんなに丁寧に磨いても、残ってしまう汚れはあるものです。

そこで、おすすめしたいのが、**定期的に歯医者さんで歯垢や歯石を取ってもらうこと**です。

歯周病から歯を守るには、歯磨きなど自分で行うセルフケアだけでなく、歯科医師や歯科衛生士といったプロフェッショナルによるプロケアも必要で、セルフケアとプロケアは、まさに車の両輪と言えるでしょう。

最近はＰＭＴＣ（プロフェッショナル・メカニカル・トゥース・クリーニング）という専門的な歯のクリーニングを行う歯医者さんも増えています。

自分では取り除けない歯周ポケットの歯垢や歯石を除去したり、歯垢をつきにくくするために歯の表面をフッ素でコーティングしたりしてくれます。

クリーニングの頻度は、３か月に１回がいいと思います。

7章

歯の定期検診のすすめ

かかりつけの歯医者さんがあると歯の生存率が高まる

あなたには、かかりつけの歯医者さんがありますか?

「いない」という人は、すぐにかかりつけの歯医者さんを持つようにしてください。

そして、定期的に歯の検診を受けるようにしてください。

なぜなら、**かかりつけの歯医者さんで歯の定期検診を受けている人と受けていない人では、歯の生存率がまったく違う**からです。

次ページの図17を見てください。

このグラフは、歯医者さんで定期健診を受けている人と、歯が痛くなったときだけ歯医者さんに通っている人が、10年間で失う歯の本数を年代別に比較したものです。

これによると、歯医者さんで定期検診を受けている人は、各年代とも10年間に失う歯は1本前後なのに対し、歯が痛くなったときだけ歯医者さんに通っている人は、失う歯の本数が多いことがわかります。

特に、40代、50代になると、10年間で4本の歯を失い、さらに60歳以上になると、

図17　歯の定期検診を受けていないと歯を失いやすい

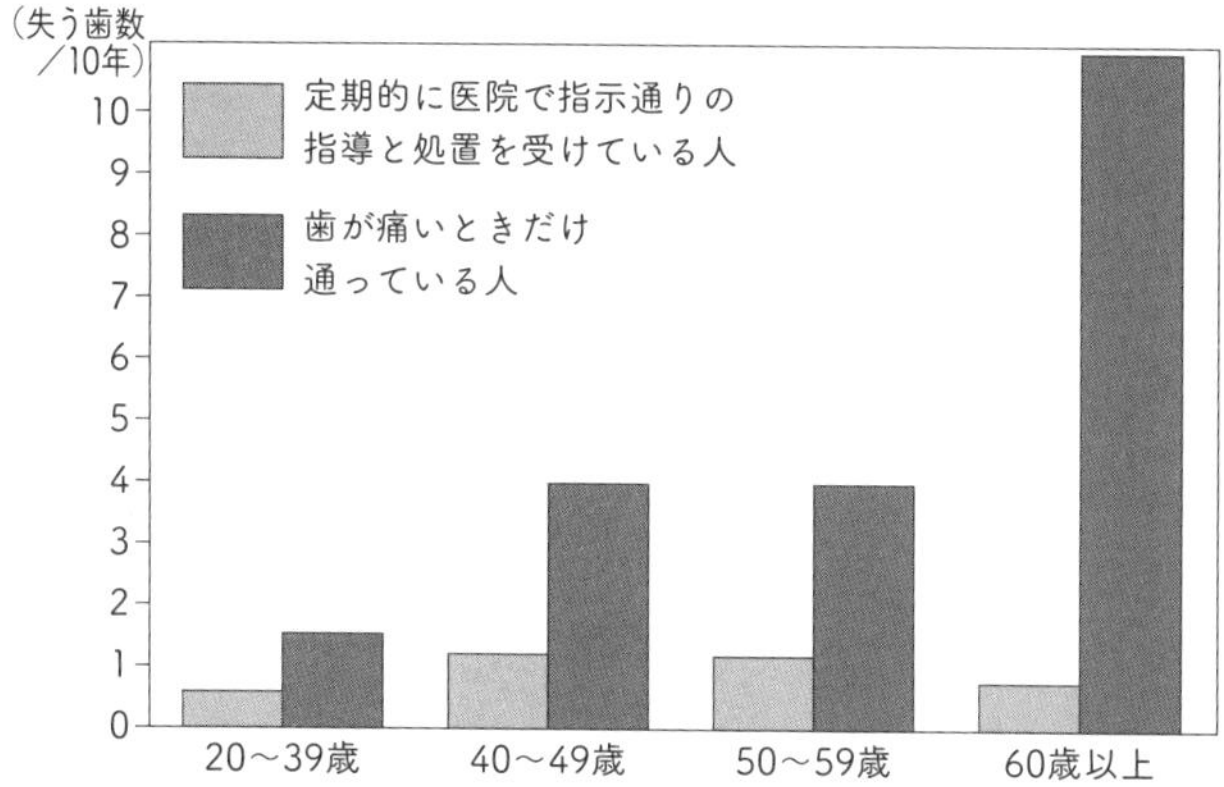

（出典：老年歯科科学第3巻1号）

10年間で10本以上も歯を失うことになるのです。

かかりつけの歯医者さんで定期的に歯の検診を受け、歯のクリーニングを行うことが、いかに大切かがわかるでしょう。

冒頭で述べた通り、60歳になって、1本も歯を失わない人生と、毎年毎年、歯を失う人生とでは、残りの人生にとって天と地ほどの差があるのです。

図18　歯科検診を受けていると医療費が少ない

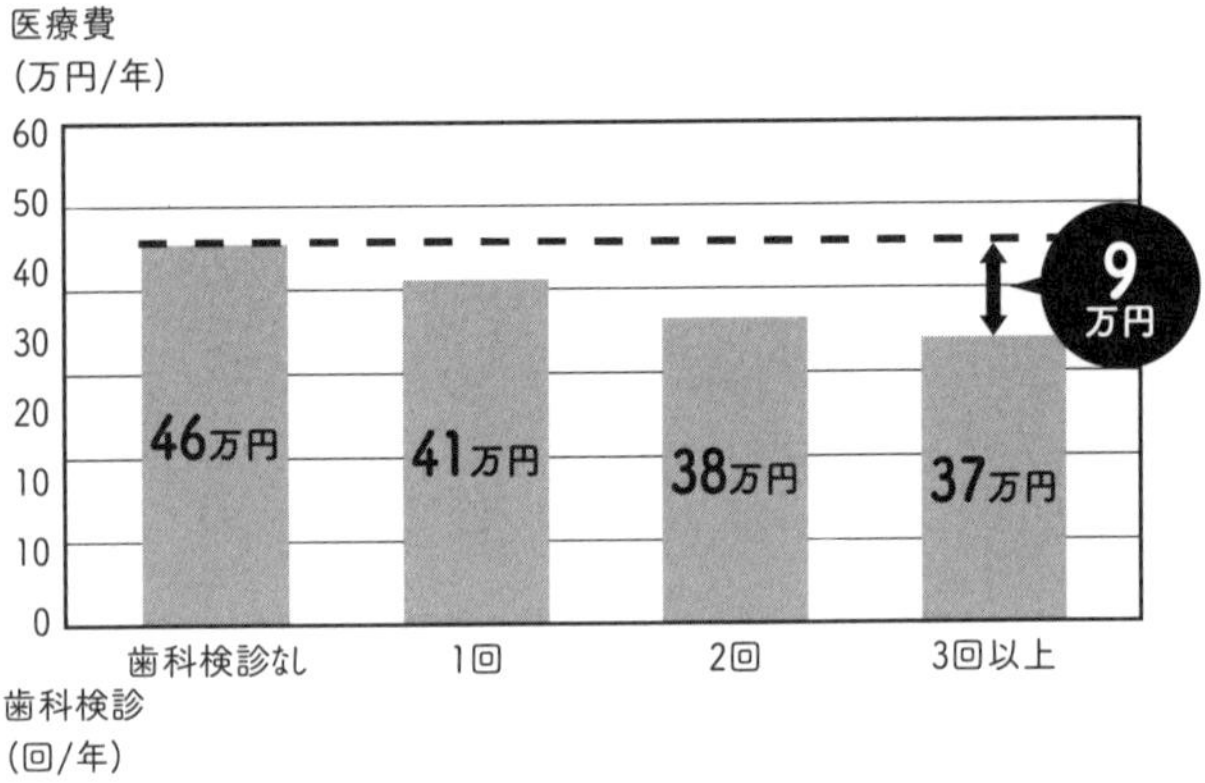

（出典：平成25年度香川県「歯の健康と医療費に関する実態調査」）

歯の定期検診を受けている人は医科医療費が年間9万円少ない

もう1つ、歯科の定期検診を受けることで得られるメリットがあります。

それは、定期的に歯科検診を受けている人ほど、年間の医科医療費が少なくてすむことです。

図18を見てください。

このグラフは、歯科検診の頻度別の年間医科医療費を比較したものです。

この調査結果によると、1年間まったく歯科検診がない人の医科医療費は年間46万円なのに対し、年間3回以上、歯科検診を受けている人の医科医療費は年間37万円。

つまり、**歯科検診を受けている人のほうが、なんと年間9万円も医科医療費が安くなっている**のです。

このデータは1章で述べた「歯の健康が全身の健康に大きく影響している」ことの証明と言えるでしょう。

歯科の定期検診では何が行われているのか？

では、歯科の定期検診では、どんなことが行われているのでしょうか？

歯医者さんによって違いはありますが、たとえば、当院では次のようなことを行っています。

①虫歯のチェック
②歯周病のチェック
③歯並びのチェック

④口腔がんのチェック
⑤スケーリング（プラーク・歯石取り）
⑥ＰＭＴＣ（歯の清掃、フッ素コーティング）
⑦ブラッシング指導

ちなみに、当院には１日に約１００名の患者さんが来院されますが、そのうち７割の患者さんが定期検診の患者さんです。

この割合はほかの歯医者さんに比べるとかなり高いほうだと思います。これまで患者さんに予防の大切さをお話ししてきて、それをご理解していただけているからだとうれしく感じています。

おかげで、当院の患者さんは、小さな虫歯があっても経過観察だけで治療をせずに済んでいる人がほとんどです。

何度も言いますが、一度、歯を削ってしまうと、その歯は二度と元の自然の歯には戻りません。あとは治療のたびに穴が大きくなるだけで、最悪の場合、最終的には歯を抜かないといけなくなることもあります。
ですから、歯の健康と全身の健康を守るためにも、今すぐ歯医者さんで定期検診を受けることを強くおすすめします。

これまでの歯医者さんへのかかり方は、
①歯が痛くなる
②歯を削る、歯を抜く
③詰める、かぶせる、入れ歯にする
でした。
しかし、これからは、
①定期的に検診を受ける
②早期発見、歯のクリーニング
③生活習慣を見直して（原因除去）、口の中の環境を良好にする
というのが、歯医者さんへの新しいかかり方となるでしょう。

歯の定期検診を受けていると、医療費の削減になるだけでなく、治療時間の短縮になりますし、治療内容もラクになります。

そして、最終的には、生活習慣病の予防になるなど、あなたの将来の健康が簡単に手に入るのです。

歯科衛生士があなたの全身の健康を守ってくれる

医師の診療を看護師が補佐するのと同じように、歯科医師の治療を補佐する「歯科医院の看護師」が歯科衛生士です。

歯科衛生士は、歯科医師の指示によって歯石を除去したり、フッ素化合物を塗ったりして、虫歯や歯周病などの予防処置を行います。

患者さんに歯の磨き方を指導するなど、歯の健康指導も歯科衛生士の大事な仕事です。

歯の定期検診は、歯科医師によるチェックと歯科衛生士による歯のクリーニング（スケーリング・ＰＭＴＣ）が主な内容ですが、ここでの主役は歯科衛生士です。

繰り返しになりますが、歯のクリーニングを定期的に行うことは全身の健康を守ることにつながります。

そういう意味では、歯科衛生士があなたの健康を守ってくれると言っても過言ではないでしょう。

ちなみに、歯科衛生士はそれだけ重要な仕事ですので、近年、需要に供給が追いついていません。有効求人倍率は20倍以上とも言われています。つまり、人数がとても不足しているのです。

一度、国家試験に合格して資格を取れば、一生仕事に困りませんので、これからの時代におすすめの職業と言えるでしょう。

「歯のクリーニング」は、年に1回では足りない

ときどき患者さんから「会社の健康診断は年に1回なので、歯の検診も年に1回でいいのでは？」と言われることがあります。

しかし、**健康診断と歯の検診は、その目的が違います**。

全身の健康診断の目的は、病気か病気でないかをチェックすることです。ですから、年に何回受けようが、発病、たとえばがんの発生を防ぐことはできません。

一方、歯医者さんでの歯の定期検診では、虫歯や歯周病のチェックのみならず、歯のクリーニングをして、フッ素化合物を塗っています。また、汚れを取り、表面を滑沢化して、汚れをつきにくくしています。

ですから、予防処置になり、歯の病気の発生を抑えることができるのです。

定期検診の頻度はその方の口の状態やご自分の手入れの状況によって違いますが、当院では3か月に1回を標準としています。

半年以上空くと、虫歯の発生率が高くなる実感がありますし、歯石も硬く歯面にく

っついてしまうので、除去するときに痛みをともなうこともあるからです。

歯のクリーニングとホワイトニングはどう違う?

当院の定期検診では歯のクリーニングを行っていますが、これは歯のホワイトニングとは違います。

クリーニングとホワイトニングはそもそも目的が違っていて、クリーニングは歯のケアなどで虫歯や歯周病を予防するのが目的なのに対し、ホワイトニングは歯を白くして見た目の印象を良くするのが目的です。

もちろん、クリーニングでも歯の表面についたタバコのヤニや茶渋は落ちますので、多少は白くなります。

しかし、ホワイトニングほど白くはなりませんので、歯を白くしたい人はホワイトニングをしたほうがいいでしょう。

口腔がんは自分でもチェックできる

歯の定期検診を受けていると、口腔がんのチェックもしてもらえます。

口腔がんとは、口の中にできるがんの総称です。細かく分けると、舌にできる舌がん、舌と歯肉の間にできる口腔底がん、歯肉にできる歯肉がん、頬の粘膜にできる頬粘膜がん、上アゴにできる口蓋がん、唇にできる口唇がんなどがあります。

1日にタバコを40本以上吸っている人や、1日に日本酒（相当）を3合以上飲んでいる人は、口腔がんになるリスクが高いので、かかりつけの歯医者さんの定期検診を受けるか、歯科医師会などが行っている口腔がん検診を受けたほうがいいでしょう。

口まわりで、次のような症状がある人は、口腔がんの疑いがありますので、医療機関で診てもらうことをおすすめします。

□ 口内炎が2週間以上治らない

□ 抜歯した傷がなかなか治らない
□ 噛んだ傷がなかなか治らない
□ 粘膜のただれ、赤や白のできものがある
□ かたいシコリ、腫れ、できものがある
□ 入れ歯が当たってできた傷が治らない
□ 下唇や舌がしびれる

ちなみに、胃がんや肺がん、大腸がん、子宮がん、乳がんなどには、市町村など公的機関による定期検診があるのに、なぜ口腔がんには定期検診がないのでしょうか?

その理由は、一言で言うと、法律で定められていないからです。

胃がんなど、公的機関による定期検診があるものは、法律で定められています。

もちろん、数あるがんの中で、口腔がんだけがないわけではなく、皮膚がんや膵臓《すいぞう》がんなど、法律で定められていないがんはたくさんあります。

ただ、最近は地域の歯科医師会が主催して市町村と連携しながら口腔がん検診を行

うところも増えています。

ですので、先ほどのチェックリストで口腔がんの心配がある人は、お近くの歯科医師会や役所の保健センターに問い合わせてみてください。

8章

良い歯は、幸せな人生を引き寄せる

歯が悪い人は人生で7つの損をする

現在、自分の歯が20本以上残っている人は、それほど感じないかもしれませんが、じつは歯が悪い人や歯の本数が少ない人は、人生で7つの損をすると言われています。

1つ目の損は、**「食事を楽しむことができない」**こと。

世の中には「食べることが楽しみ」という人がたくさんいます。

それどころか、年をとるにつれて楽しいことがどんどん減っていき、「食べることしか楽しみがない」という人も多いのです。

そんなときに、「歯がないので柔らかいものしか食べられない」となってしまったら、悲しいと思いませんか?

何歳になっても、食べる楽しみを失わないためにも、歯を大切にすることはとても大事なのです。

2つ目の損は、**「引きこもりがちになる」**ことです。

これまで社交的だった人が、歯がなくなったことで、引きこもりがちになったというのは、よく聞く話です。

前歯を失った経験のある人ならわかると思いますが、前歯が1本ないだけで、見た目の印象が大きく変わります。そして、そんな顔を見られたくなくて、引きこもりがちになってしまうのです。また、歯周病が進行してしまえば、ニオイも気になるはずです。

3つ目の損は、**「モテない」**ことです。

「芸能人は歯が命」という言葉が一時期はやりましたが、一般の人にとっても「歯は命」と言ってもいいと、私は思っています。なぜなら、歯の有無は第一印象を大きく変えてしまうからです。

歯がない状態が続くと、それを隠すために口を開けて笑わなくなり、やがて表情がなくなり、暗い雰囲気になってしまうのです。

もちろん、モテるかモテないかは、歯だけで決まるものではありませんが、多くの人がまずは見た目で相手を判断する以上、歯がないのは第一印象でマイナス要因となることは否めないでしょう。

4つ目の損は、**「運動のパフォーマンスが落ちる」**ことです。

ゴルフやテニスなど、多くのスポーツでは、食いしばることが必要になります。しかし、歯がないと食いしばることができないため、どうしてもパフォーマンスが落ちてしまうのです。

したがって、いくつになってもスポーツを楽しみたいという人は、特に奥歯を大事にしておく必要があると言えるでしょう。

5つ目の損は、**「メタボになりやすい」**ことです。

メタボとは「メタボリックシンドローム」の略称で、内臓の周りに脂肪が過剰に蓄積した内臓脂肪型肥満であることを前提として、これに脂質異常、高血圧、高血糖のいずれか2つ以上をあわせ持った状態のことです。

歯がない人はメタボになりやすく、メタボになると、後ほど説明するように、さまざまな病気の出発点となります。

人生を楽しむためには、健康であることが大前提ですので、メタボには十分注意が必要なのです。


6つ目の損は、**「長生きできない」**ことです。

これは1章でも紹介しましたが、歯を失う原因である歯周病が全身の健康と大きく関係しているからです。命に関わる病気を誘発することもあります。


7つ目の損は、**「認知症になりやすい」**ことです。

たとえ、長生きできたとしても、認知症になってしまっては、人生を楽しむことはできません。また、認知症になると、介護などで家族に迷惑をかけることにもなりかねません。

歯の本数が多い人ほど、アルツハイマー型認知症になりにくいというデータもありますので、ボケずに長生きするためにも、歯を失わないことが大切なのです。

歯科医は知っている「いつかはクラウン」

「いつかはクラウン」というキャッチコピーをご存じでしょうか?

これはトヨタ自動車の最上級モデルであった「クラウン」に対する憧れを表現した秀逸なコピーですが、じつは歯科業界にもこれと同じ「いつかはクラウン」という言葉が存在しているのです。

クラウンというのは、歯科業界では「かぶせ物(歯全体を覆うようにかぶせる人工の歯)」のことです。

虫歯治療では、削る部分が少ないうちは「詰め物」で対応することができるのですが、虫歯が大きくなり、削らなければいけない部分が大きくなってくると、詰め物では対応できなくなり、「かぶせ物」をしなければいけなくなります。

そして、一度歯を削ってしまうと歯は二度と元には戻らないことや、虫歯の原因となる悪い生活習慣を続けていると虫歯がどんどんひどくなっていくことを、多くの歯医者さんは知っているため、「一度歯を削ってしまったら、いつかはかぶせ物をしなければいけなくなる」という意味で、「いつかはクラウン」と言っているのです。

クラウンで済めばまだいいほうで、さらに虫歯がひどくなった場合は、歯を抜かなければいけなくなることもあります。歯を抜いた場合のファーストチョイスはインプラントですので、**「いつかはインプラント」**が今の時代に合った言葉かもしれません。

ですから、「いつかはクラウン」「いつかはインプラント」ということにならないためにも、定期的に歯医者さんに通って虫歯のできない良好なお口の環境を維持するようにしましょう。

歯の定期検診は「三方よし」

じつは、歯の定期検診は歯医者さんにとってもメリットがあります。

歯科医院の雰囲気が明るくなるということです。

定期検診の患者さんは歯が痛くて来院されるわけではありませんので、明るい患者さんが多くなります。すると、対応する先生もスタッフも自然と笑顔になり、歯科医院全体が笑顔でいっぱいになるのです。

また、患者さんと話す話題も、「この前、どこそこに旅行に行ってきた」といった明るく楽しい話題が多くなりますので、話していると楽しい気持ちになり、精神衛生上もすごく良いです。歯科医院にとっても明るく楽しい毎日になるのです。

定期検診を受ける患者さんが増えることには、もう1つ、メリットがあります。

それは、国の医療費の削減につながるということです。

厚生労働省の資料によると、平成28年度の医療費は41・3兆円と、40兆円を超えています。

しかし、1章で説明したように、歯の残存本数が多い人ほど年間の医科医療費が少なくなるというデータがありますので、多くの人が歯科の定期健診を受けて健康な歯を維持するようになれば、国の医療費も減るということになるのです。

このように歯の定期検診は、患者さんにとっても、歯医者さんにとっても、国にとってもメリットのあることですので、まさに「三方よし」と言っても過言ではないでしょう。

重大な病気を防ぐ「噛ミング30」

80歳になっても20本以上自分の歯を保とうという「８０２０運動」に続いて、現在、厚生労働省が推進している運動が「噛ミング30（カミングサンマル）運動」です。

これは、食事の際、ひと口につき30回以上噛むことを推進するものです。

なぜ、30回なのか？　30という数字は、食べ物の窒息防止や五感での味わいを考慮

図19　メタボリックドミノ

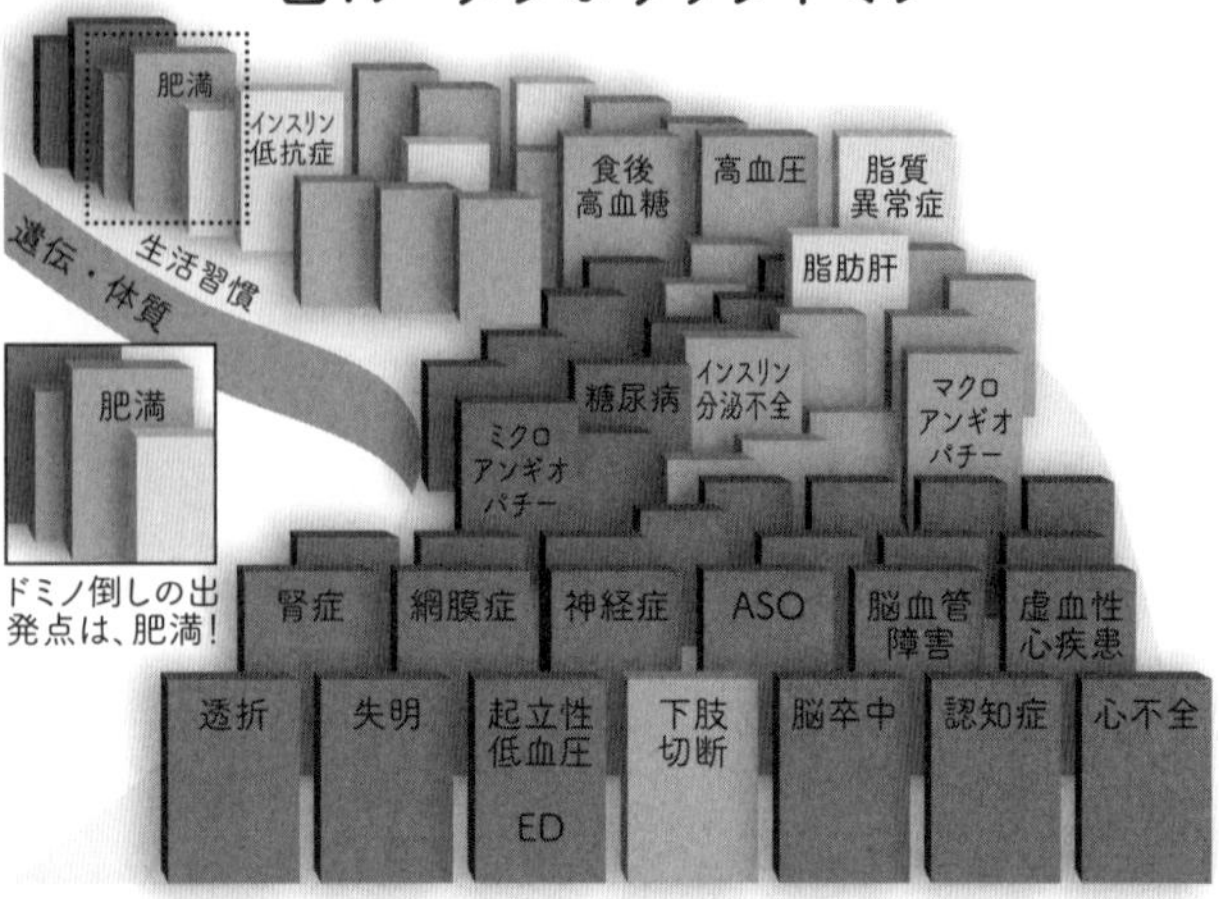

（出典：伊藤裕「日本臨牀」61(10).1837-1843.2003）

したもので、従来から噛む回数の目安とされている回数です。

68ページのコラムにも書きましたが、噛むことにはさまざまなメリットがあります。

特に、肥満は「メタボリックドミノの出発点」と言われていますので、肥満予防は非常に重要なことです。

メタボリックドミノとは、医師の伊藤裕先生が初めて世に示した病態の連鎖で、肥満（メタボリックシンドローム）が進行すると、ドミノ倒しのようにさまざまな病気が起こり、最終的には脳卒中や心不全、腎不全など命に関わる重大な病気になるということを示したものです（図19）。

これによると、いかに上流でドミノが倒れるのを防ぐかが長生きの秘訣ですので、いつまでも健康で長生きをするためにも、肥満予防につながる「噛ミング30」運動をぜひ実践していただきたいと思います。

よく噛むだけで、ボケずに長生きできる

よく噛むことのメリットとして、脳の働きが活性化されて、記憶力や集中力、判断力がアップするという点も挙げられます。

じつは、これがボケずに長生きするためのコツなのです。

よく「手をたくさん動かしている人はボケない」と言われますが、その理由は手を動かすために多くの脳細胞が使われているからです。

次ページの図を見てください。

これはカナダの脳外科医・ペンフィールドが作成した脳地図で、大脳のどこが人間

図20　ペンフィールドの大脳皮質の運動機能局在図

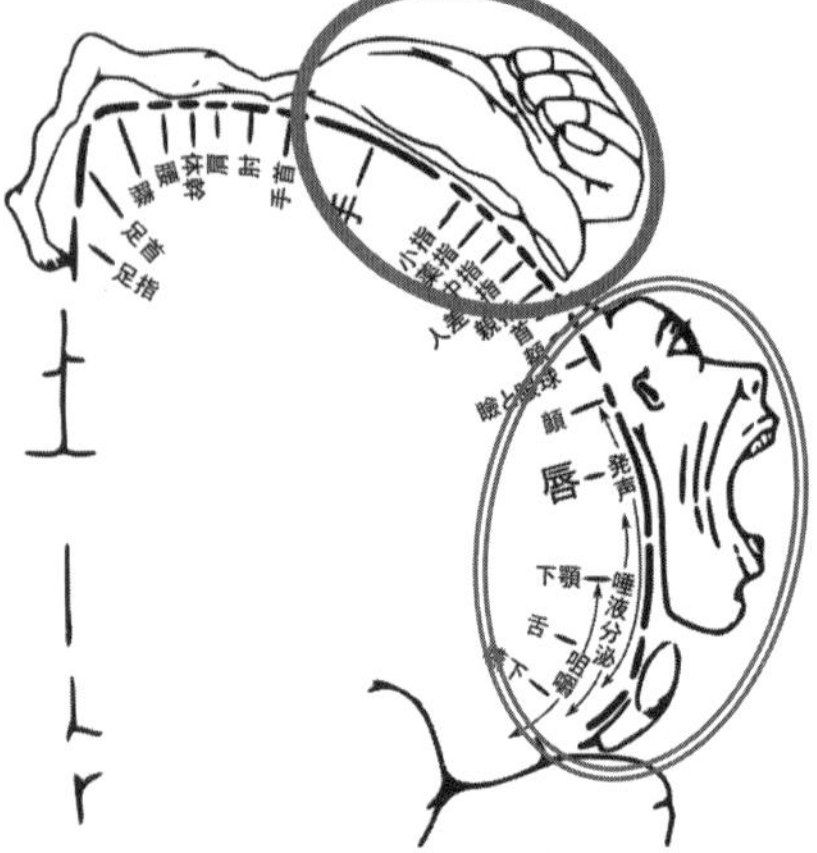

よく噛むことは多くの脳細胞を使うことになる。

の体のさまざまな部位の機能に対応しているかを示したものです。

図の上の丸で囲んだ部分が、手を動かすために使っている脳細胞ですが、これを見るとたくさんの脳細胞が使われていることがわかります。

次に、図の下の二重線で囲んだ部分を見てください。

これは顔と舌を動かすために使っている脳細胞で、これによると顔と舌を動かすために使っている脳細胞は、手を動かすために使っている脳細胞よりも多いことがわかります。

つまり、**噛むことは、手を動かすのと**

同じかそれ以上に、脳細胞を活性化させる効果があるのです。

そして、よく噛むためには、歯が必要です。

自分の歯で噛むことが理想ですが、入れ歯でもインプラントでも大丈夫です。

おわりに　こんな歯医者がおすすめ！

私は会合などで知り合った人から、「良い歯医者さんと悪い歯医者さんの見分け方を教えてください」と質問されることがよくあります。

そのとき私が決まって言うのは、「受付の人がマスクをしている歯医者さんはおすすめしません」です。

感染予防のために、歯科医師が治療中にマスクをすることは当然なのですが、受付の人がマスクをしているとなると、話は別です。

マスクは口をふさぎますので、患者さんとの良好なコミュニケーションは取れません。対話そのものを拒絶していると言われても仕方がないでしょう。

また、マスクをしていると、話し声が聞き取りにくいですし、患者さんに笑顔を見せることもできません。

たとえば、東京ディズニーランドのキャストは、勤務中は絶対にマスクをしません。夢の国にマスクは必要ないのです。

ほかにも私がおすすめできない歯医者さんの特徴としては、次のようなものがあります。

- 電話の声が暗い
- スタッフに笑顔がない
- 診療室の床が汚れている
- トイレが汚れている
- 机の上が散らかっている
- 治療プランを説明しない
- 歯をすぐに削る、すぐに抜く

・何度も通わせる

・スタッフがコロコロ入れ替わる

ほかにもまだまだありますが、これくらいにしておきましょう。

逆に、良い歯医者さんではスタッフの言葉づかいが丁寧ですし、みんな笑顔で、動作もキビキビとしています。

もちろん、治療以外ではマスクもしていません。

こうしたことは、患者さんに対するおもてなしの気持ちの現れであり、スタッフを見るだけでも、良い歯医者さんかどうかを見分けられるのです。

さらに、歯科医師について言うと、あなたが虫歯や歯周病になった原因を見つけてくれる先生が良い先生です。

なぜなら、原因を探らずに治療だけをしていては、また同じことの繰り返しになってしまうからです。

原因については、歯磨きの仕方にあるのかもしれませんし、ダラダラ食べなどの食生活の習慣にあるのかもしれません。原因は患者さんによって違いますので、それを探り出し、原因を除去する方法まで教えてくれる先生が良い先生なのです。だから患者さんとコミュニケーションをとろうとする先生がおすすめです。

●予防に勝る治療なし

原因を除去できれば、新たに虫歯や歯周病になることはありませんし、なっていたとしても進行を止めることができます。

進行を止めることができれば、歯を削らなくても済みますので、自分の歯を残すことができるのです。

「痛くなるまで歯医者さんに行く必要はない」「歯が1本なくなったくらい、大したことはない」などと軽く考えている人がいるかもしれませんが、それは大きな間違いです。

再三再四、述べたように、歯は全身の健康と密接に関係しています。

特に、歯周病はひどくなるまで痛みをともなわないケースが多いので、気づいたときには歯を失うだけでなく、歯周病菌が身体全体に悪影響を及ぼしていたということもあるのです。

肝臓がんや肺がんを予防することは難しいかもしれませんが、虫歯や歯周病は予防できます。ホームケア（原因除去）とプロフェッショナルケア（定期検診）の両輪をしっかりと実践すれば、虫歯や歯周病を予防できることが証明されているのです。

予防に勝る治療はありません。

予防こそが、あなたの歯と、あなたの全身の健康を守ってくれるのです。

80歳で20本以上、自分の歯を保とうという８０２０運動の達成率は50％を超えましたが、私はまだまだこの比率は高められると考えています。同時に、この比率を高めていくことが、歯科医師としての私の使命だとも思っています。

虫歯予防や歯周病予防をはじめるのに、遅すぎることはありません。思い立ったときがはじめどき、「今日からスタート」です。

本書がそのきっかけになれば、著者としてこれほどうれしいことはありません。

最後になりましたが、出版の機会を与えてくださった廣済堂出版の江波戸裕子さん、出版のきっかけを作ってくださった吉田浩社長はじめ天才工場の皆さん、私といっしょに患者さんのためにがんばってくれているスタッフの皆さんに、この場をお借りしてお礼申し上げます。

また、いつも私を支えてくれている妻のみどりと子どもたちにも、感謝の気持ちを伝えたいと思います。本当にありがとう！

そして、本書を最後まで読んでくださったあなたにも感謝するとともに、あなたが歯を削られなくてもいい人生を手に入れられることを、そして健康で笑顔の毎日を過ごすことができますように心から願っています。

武田　貢

武田貢（たけだ・みつぎ）

医療法人社団歯聖会理事長。ファミリー歯科医院院長。流山市歯科医師会会長。

1958年、岐阜県羽島市生まれ。岐阜県立岐阜高校卒業。福岡県立九州歯科大学卒業。1986年に千葉県流山市で開院。当初は虫歯を削って詰め物や被せ物をするという一般的な治療を行っていたが、それでは根本的な改善にならないと気付き、徐々に予防をメインとした歯科医院に移行。今では約7割が定期健診の患者さんとなる。

2016年に分院を流山市内に開院。現在は、医院で患者さんに予防歯科の重要性を伝える傍ら、流山市ゆうゆう大学や流山市両親学級（ハロー・ベイビー）の講師も務め、広く予防歯科の啓蒙活動を行っている。インプラント治療は30年以上、2000本以上の実績。

歯科は、治療の成果が、患者さん自身の目と噛み心地で、その場で確認でき喜んでもらえるので、やりがいを実感できる。医科でなく歯科を選択して良かったと人生に感謝。

長男・次男は歯科医師、長女は歯科衛生士の道を歩んでいる。

ライフワークは、予防歯科を広め、歯を削らないで済む人生を一人でも多くの人に。

モットーは、人の喜びは自分の喜び。

日本歯科医師会会員。日本口腔インプラント学会会員。日本顎咬合学会会員。

医療法人社団歯聖会
●ファミリー歯科医院（本院）
HP　http://familyshika-clinic.com/
〒270-0121　千葉県流山市西初石3-1446-26
TEL／FAX　04-7154-2024
●おおたかの森ファミリー歯科医院（分院）
HP　http://otaka-familyshika.com/
〒270-0114　千葉県流山市おおたかの森東1-4-9
フェリーチェおおたかの森1F
TEL／FAX　04-7128-8884

歯医者さんが書いた
「歯は治療するな」

二〇一九年四月一〇日　第一版　第一刷

著　者……武田貢
発行者……後藤高志
発行所……株式会社　廣済堂出版
〒一〇一—〇〇五二　東京都千代田区神田小川町
二—三—一三　M&Cビル7F
電　話　〇三—六七〇三—〇九六四（編集）
〇三—六七〇三—〇九六二（販売）
FAX　〇三—六七〇三—〇九六三（販売）
振　替　〇〇一八〇—〇—一六四一三七
URL　http://www.kosaido-pub.co.jp
装　丁……盛川和洋
印刷所
製本所……株式会社　廣済堂

ISBN978-4-331-52220-2　C0295

健康人新書

歯は磨かないでください

3万部突破!!

ほとんどの人は間違った歯の手入れをしている。歯は磨いてはならない。歯は磨くのではなく、歯垢や歯石の原因となるバイキンを取り除かなくてはいけない。また、正しい口内ケアをすることで、全身の健康にもつながる。

豊山とえ子

ISBN 978-4-331-51925-7
定価：本体800円＋税

それでも薬剤師は薬を飲まない

シリーズ10万部突破!!

ベストセラー『薬剤師は薬を飲まない』の待望の続編。今回は、薬の弊害と食事にまつわる話を、薬を使わない薬剤師の著者がお伝えしていく。「食べ方を変えて、若々しい薬いらずの身体になろう！」

宇多川久美子

ISBN 978-4-331-51946-2
定価：本体800円＋税